Cáncer,
un tratamiento sencillo y nada tóxico

DR. LAURENT SCHWARTZ

Con la colaboración de Véronique Anger de Friberg

Cáncer,
un tratamiento sencillo
y nada tóxico

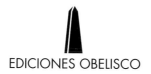

EDICIONES OBELISCO

Si este libro le ha interesado y desea que le mantengamos informado
de nuestras publicaciones, escríbanos indicándonos qué temas son de su interés
(Astrología, Autoayuda, Ciencias Ocultas, Artes Marciales, Naturismo,
Espiritualidad, Tradición...) y gustosamente le complaceremos.

Puede consultar nuestro catálogo en www.edicionesobelisco.com

Colección Salud y Vida natural
CÁNCER, UN TRATAMIENTO SENCILLO Y NADA TÓXICO
Laurent Schwartz

1.ª edición: febrero de 2017

Título original: *Cancer, un traitement simple et non toxique*

Traducción: *Pilar Guerrero*
Maquetación: *Compaginem, S. L.*
Corrección: *Sara Moreno*
Diseño de cubierta: *Enrique Iborra*

© 2016, Laurent Schwartz
Primera edición en Francia en 2016 por Thierry Souccar Éditions
(www.thierrysouccar.com)
(Reservados todos los derechos)
© 2017, Ediciones Obelisco, S. L.
(Reservados los derechos para la presente edición)

Edita: Ediciones Obelisco S. L.
Collita, 23-25. Pol. Ind. Molí de la Bastida
08191 Rubí -Barcelona - España
Tel. 93 309 85 25 - Fax 93 309 85 23
E-mail: info@edicionesobelisco.com

ISBN: 978-84-9111-189-4
Depósito Legal: B-2.423-2017

Printed in Spain

Impreso en España en los talleres gráficos de ANMAN, Gràfiques del Vallès, S. L.
C/. Llobateres, 16-18, Tallers 7 - Nau 10. Polígono Industrial Santiga.
08210 - Barberà del Vallès (Barcelona)

A Joël de Rosany, Bertrand Halff y Philippe Gaudin.

A Anne Catherine.

A Antonello, Gian Franco, Pierangelo y Marina,
muertos antes de tiempo.

A Olivier Lafitte y Maurice Israël,
por sus destellos de genialidad.

A Mogammad Abolhassani (Ramin),
sin el cual esta historia jamás habría existido.

A Norberts Aveytian, el cómplice.

A Marcel Levy, Jorgelindo da Veiga, Sabine Peres,
Erwan Bigan, para que retomen la llama.

«Locura es comportarse siempre de la misma manera esperando un resultado diferente».

ALBERT EINSTEIN

Prefacio

Nuestro mundo cambia, la humanidad modifica profundamente su entorno, pero nuestros problemas de salud permanecen y, algunos, se vuelven más agudos: a pesar de los esfuerzos de la investigación, los cánceres continúan matando y aparecen formas vertiginosas que atacan a niños o a adultos en la plenitud de sus fuerzas.

Un dogma central domina la cancerología desde hace más de medio siglo: la quimioterapia intensiva junto con los bombardeos de la radioterapia. Las células cancerosas mueren, decididamente, pero las células del sistema inmunitario también, y emergen clones tumorales que resisten a los tratamientos y acaban por ganar la partida y matar al enfermo.

Este dogma tiene los días contados. Van apareciendo tratamientos más focalizados, gracias a los progresos de la biología molecular y de la inmunología. No obstante, su coste es exorbitante y sólo ofrecen una leve tregua a la vida del paciente. En efecto, las células cancerosas han adquirido una capacidad de adaptación casi infinita, jugando con el genoma (mutaciones, translocaciones…) y con la expresión de éste (efectos epigenéticos) y conservan una impresionante capacidad de multiplicación que resiste todos los obstáculos que se inventen contra ellas.

Como toda entidad viviente, las células de un cáncer necesitan energía para sintetizar los elementos que permitan su crecimiento. Esta energía es química, y es aportada, principalmente, por la adenosina trifosfato (ATP) que, en las células, se genera a través de la oxidación de los azúcares. Dicha oxidación se produce gracias a una larga cadena de enzimas (ciclo de Krebs) situadas en pequeños orgánulos del citoplasma de la célula: las mitocondrias. Ahora bien, las mitocondrias tienen un origen bacteriano, derivado de la simbiosis producida, en tiempos inmemoriales, entre una célula primitiva que poseía un núcleo y una bacteria productora de energía, dentro del marco de la evolución. La bacteria perdió su independencia, pero conservó cierta autonomía como mitocondria, estando regulada por la información del núcleo y por el resto de las funciones de la célula.

Otto Warburg

Hay cientos de mitocondrias en cada célula que la abastecen de energía, según sus necesidades. Pero ahí está, justamente, el talón de Aquiles de las células cancerosas. Respiran mal cuando sus mitocondrias funcionan mal. Esta teoría no es nueva. De hecho, en 1924, el bioquímico Otto Warburg escribió: «El cáncer, como todas las enfermedades, tienen numerosas causas secundarias, pero sólo una primaria: el reemplazo de la respiración de oxígeno, en las células normales del organismo, por la fermentación del azúcar».

La célula cancerosa se divide constantemente, necesita mucha energía para ello, y sus mitocondrias –deficitarias– no consiguen aportársela. Para compensar el déficit, apelan a un circuito de producción de ATP por fermentación del azúcar. El rendimiento energético de dicha fermentación sin oxígeno es menos eficaz que la oxidación mitocondrial, así que la célula cancerosa abre sus puertas al azúcar de par en par, se baña en azúcar. Es la base misma del PET-Scan, donde el médico inyecta glucosa radiactiva para visualizar el cáncer y sus metástasis.

Teniendo menos necesidad de oxígeno, las células cancerosas pueden formar tumores muy compactos, mal vascularizados. Los tumores cancerosos son duros al tacto, por eso muchos de ellos se detectan por palpación.

Por otra parte, las mitocondrias funcionan mal, liberan moléculas derivadas del oxígeno, muy reactivas químicamente. Son los radicales libres, que provocan la anormal activación de los genes del núcleo celular y comportan una pérdida de defensas inmunitarias.

Promesas de tratamientos y prevención

A la luz de nuestros actuales conocimientos, esta teoría abre nuevas perspectivas de tratamiento y prevención. Se trata de: 1) encontrar el origen de la disfunción de las mitocondrias, 2) restablecer el metabolismo normal.

En lo concerniente a la primera cuestión, se necesitan muchos estudios todavía. A día de hoy, está claro que los virus de las hepatitis B y C causan ciertos cánceres de hígado, que el virus del papiloma está asociado a la mayoría de los cánceres de cuello de útero. La úlcera sirve de lecho al cáncer de estómago y es consecuencia de una infección por una pequeña bacteria, la *Helicobacter pylori*. Los virus cancerígenos poseen genes que perturban el control de la división celular. En lo relativo a las bacterias, su papel está menos claro, probablemente tenga que ver con inducir un estrés oxidante mutágeno.

Es probable que el rol de los agentes infecciosos haya sido ampliamente subestimado y que otros gérmenes, aún no aislados, ataquen directamente a la mitocondria y desvíen los flujos metabólicos, causando, así, otros cánceres. Actualmente, a pesar de los múltiples progresos, no suele haber una causa precisa, conocida, para la mayoría de los cánceres que afectan a los niños pequeños o a adultos muy jóvenes. Por ejemplo, la incidencia del glioblastoma, un tumor agresivo infantil y juvenil, está en constante aumento y tenemos que reconocer, mal que nos pese, que todavía no tenemos clara la causa de un drama semejante. Pensamos en un agente externo muy repartido, un virus o una pequeña bacteria que ataque directamente las mitocondrias. Como vemos, se trata de una búsqueda de largo recorrido, pero también muy prometedora. Para empezar, habrá que aislar el germen, clonar su ADN para secuenciarlo y, luego, verificar su papel causal en el tumor.

Pero, desde ahora mismo, podemos aportar una respuesta parcial a la segunda cuestión. Warburg comprendió que la mitocondria se veía parcialmente desactivada por el cáncer. Hace veinte años había numerosas hipótesis en cuanto a la razón de dicha desactivación. Numerosas vías metabólicas convergen hacia la mitocondria. Pero era imposible identificar los principales obstáculos que impedían al azúcar ser quemado en la mitocondria. Se presentía que había más de un obstáculo. E identificar obstáculos es lo mismo que identificar el tratamiento. Para ello, se hizo corresponder a cada objetivo potencial un medicamento susceptible de eliminar el obstáculo.

Un tratamiento barato y sin grandes peligros

Escoger viejas moléculas ya conocidas por los médicos, porque fueron prescritas para otras indicaciones, es alejarse del parámetro comercial. Sin embargo, en caso de éxito, sería un tratamiento barato y sin grandes peligros para la salud. Y así empieza el cuento de nunca acabar. Centenares de combinaciones de medicamentos se testaron sacrificando más de 15.000 ratas a las que se les había inoculado cáncer. Diez años de experimentación y de publicaciones. Al final de la investigación, una combinación de ácido lipoico y de hidroxicitrato ralentizó el crecimiento del cáncer inoculado en las ratas, sin importar que el cáncer fuera de piel, de colon, de vejiga… Este trabajo fue revisado por otros investigadores y confirmado por todos.

El ácido lipoico y el hidroxicitrato se desarrollaron y se comercializaron hace más de cincuenta años. El ácido lipoico es un tratamiento reconocido gracias a una complicación de la diabetes: la neuropatía. Con estos medicamentos, la célula cancerosa recupera la actividad mitocondrial y el rendimiento energético mejora.

A partir de resultados anecdóticos obtenidos en humanos, parece que la adición de ácido lipoico e hidroxicitrato a una quimioterapia suave o a una terapia enfocada puede mejorar las posibilidades de supervivencia de manera significativa.

Ha llegado el momento de someter estos tratamientos a ensayos clínicos controlados. Los grandes institutos contra el cáncer no parecen muy abiertos a tales ensayos. Apelamos, pues, a la iniciativa privada para financiar dichos estudios y proseguir con las investigaciones en este terreno, en el marco de la colaboración internacional con los médicos.

Profesor Luc Montagnier
Premio Nobel de Medicina

Prólogo

El cáncer y la caja de Pandora

Querido paciente,

Esta obra se dirige, principalmente, a ti. A través de este breve texto, he intentado responder a preguntas que todo enfermo de cáncer es susceptible de plantear sobre su enfermedad. Más allá de mi deseo de iluminar a los pacientes, mi camino es el de un hombre comprometido. Soy investigador, médico, ante todo. Mi objetivo es intentar ayudarte a sobrevivir.

El enfermo se encuentra perdido entre dos formas de pensamiento aparentemente conflictivas. Una sale de la medicina institucional en la que todos conocen los limitados resultados que son posibles hasta la fecha. La otra sale de las medicinas alternativas.

Pero tanto una como otra han evolucionado. Las murallas de muchos oncólogos tienen ya grandes fisuras. La quimioterapia, con sus terroríficos efectos secundarios, va desapareciendo en provecho de tratamientos más específicos. Paralelamente, las llamadas medicinas alternativas se van plegando progresivamente a las reglas de la ciencia. En esas medicinas, como en la institucional, van a desaparecer muchas cosas.

En realidad, ambas vías convergen. La una limita, mediante terapias específicas, el aporte de nutrientes a la célula cancerosa. La otra, gracias a complementos alimentarios, permite a la célula quemar el exceso de azúcar del que hablaremos más adelante. Está en marcha una gran reconciliación que fusionará ambas aproximaciones.

Según el Centro Internacional de Investigaciones contra el Cáncer (CIRC), el cáncer mata a 8 millones de personas en el mundo cada año. Obviamente, la tasa de decesos es más alta en los países con pocos recursos. El cáncer es una enfermedad que se ceba en la pobreza y en la promiscuidad, donde la gente tiene grandes dificultades para acceder a los tratamientos.

«Debido al crecimiento demográfico y al envejecimiento de la población, la cifra podría elevarse a 19,3 millones en 2025» precisa el CIRC. Y es que el cáncer es también una enfermedad del envejecimiento. Una enfermedad de envejecimiento prematuro, en muchos casos. Aunque todos estamos condenados a envejecer, el cáncer no debe ser entendido como una fatalidad. Hay remedios. Han demostrado su eficacia en decenas de pacientes que empezaron por estar condenados. Pacientes que fueron enviados de vuelta a casa para morir, consiguieron «domesticar» la enfermedad. Es cierto que no todo el mundo se cura definitivamente, pero muchos logran sobrevivir convirtiendo su cáncer en una enfermedad crónica. Sus condiciones de vida mejoran notablemente. Su esperanza de vida se alarga de un modo considerable. Otros logran alargar sus vidas unos cuantos años, después de haber recibido un pronóstico de pocos meses.

Condenados a muerte a corto plazo, esos pacientes desesperados deciden someterse a ensayos clínicos. Desesperados porque no les quedaban posibilidades ni tiempo de vida. Valientes y asustados, igual que los miembros de mi equipo, que compartimos su angustia sin esconder nuestros propios miedos. Unimos grandes esperanzas a nuestros tratamientos experimentales, sabiendo que cada paciente reacciona de forma distinta a las mismas terapias. No podemos asegurarle el éxito a nadie. Sólo podemos esperar que los tratamientos experimentales, alternativos a la dura quimioterapia que poca gente soporta, les den más tiempo de vida y mejores condiciones de supervivencia.

Hemos ido sobreviviendo sin el apoyo de las instituciones de lucha contra el cáncer. Muy pocos investigadores, muy pocos médicos, se atreven a salirse del camino acotado por el pensamiento dominante.

La razón del inmenso fracaso de la oncología moderna se basa, paradójicamente, en los primeros éxitos de la quimioterapia, a finales de los años cuarenta. Medicamentos derivados de gases tóxicos permitieron que enfermos hasta entonces incurables pudieran sobrevivir e incluso curarse. Entonces el cáncer se convirtió en un enemigo a destruir. Algunos cánceres respondían favorablemente y dicha victoria solidificó la línea a seguir. Pero la quimioterapia es ineficaz, ayer, hoy y mañana para la mayoría de cánceres frecuentes. Volveremos sobre este punto.

Esta falsa pista, consistente en destruir las células cancerosas nos ha estado mareando a todos (investigadores, médicos, instituciones, industria farmacéutica, medios de comunicación, pacientes…) durante mucho tiempo. Además, abrió la puerta a un montón de excesos. En cincuenta años se gastaron cientos de millones de dólares en la investigación contra el cáncer, llegando a convertirla en una auténtica búsqueda del grial. Sin embargo, en la actualidad se sigue muriendo de cáncer tanto como en 1960. No queda más remedio que reconocer que nos hemos perdido por el camino…

¿Y quién se atreve a decirle al mundo que la quimioterapia ha hecho más mal que bien? ¿Quién se atreve a reconocer que somos incapaces de curar una enfermedad tan vieja como el mundo, sencillamente porque rechazamos comprender que el cáncer no es sino una enfermedad de la digestión celular? La ilusión de una victoria cercana ha contribuido, básicamente, a crear una nueva burbuja económica.

El cáncer mata, ¡pero se porta muy bien, gracias! Mantiene a un montón de personas, sostiene todo un sector económico. El mercado del cáncer (medicamentos, tratamientos, equipos, personal, centros especializados, actividades derivadas…) se multiplica cada cinco años. Según el IMS Health, una sociedad de estudios especializada en la farmacia y la oncología, el cáncer es el primer mercado de medicamentos del mundo. Este «descontrol» nos lleva de cabeza contra la pared.

Conscientes de que el cáncer nutre todo un sistema económico, las instituciones y los que nos mandan no tienen narices para hacer frente a la realidad. Sin duda alguna, temen abrir la caja de Pandora… Nuestra relación con la verdad es rara. Es difícil aceptar como «verdadero» un hecho o una información en el momento en que entra en conflicto con nuestras convicciones o con nuestras creencias. Por eso, solemos rechazar lo que nos incomoda, lo que no se ajusta a nuestra «historia», a la leyenda que nos hemos acostumbrado a construir, colectivamente, para que «la verdad mienta». De ese modo conseguimos que la información no sea verdadera ni falsa, sino conveniente o inconveniente. Los medios de comunicación tienen su parte de responsabilidad en esta disonancia cognitiva colectiva. Los «médicos de empresa» también, así como las instancias políticas y sanitarias, las agencias de regulación y control, como la Agencia Nacional de Seguridad del Medicamento y de los Productos Sanitarios o la Agencia Europea de Medicamentos (EMA, por sus siglas en inglés). Las asociaciones ciudadanas son las grandes ausentes en el debate sobre las terapias contra el cáncer. Sin embargo, hoy, estamos en disposición de proponer a los enfermos nuevos avances terapéuticos, cuya eficacia podría ser superior a la de la quimioterapia y con muchos menos efectos secundarios.

Con mis equipos, hemos seguido la pista del metabolismo del cáncer, abierta por el premio Nobel Otto Warburg en la década de 1920. Como explico en este libro, creemos haber encontrado un medio para ralentizar la enfermedad, incluso detenerla, asociando medicamentos simples, no tóxicos y baratos.

Medicamentos salidos de la farmacopea existente. Nuestros test sobre pacientes voluntarios así lo demuestran.

Tengo la esperanza de que otros prosigan con nuestro trabajo y hago un llamamiento a las instituciones para que los ensayos terapéuticos puedan llevarse a cabo a gran escala. Urgen nuevos protocolos terapéuticos que vean la luz inmediatamente. La ciencia suele progresar a saltitos. Espero, con mis amigos y mis sucesores, contribuir a que este azote quede aparcado en un pasado lejano. Soy consciente que estamos en pañales, pero entiendo que el tiempo de la investigación no es el mismo del que disponen los enfermos. Éstos no tienen tiempo para esperarnos…

Ante estos avances, la comunidad científica se muestra timorata. Curar el cáncer es posible, pero hay que querer curarlo. Mis colegas prefieren los ensayos aleatorios doble ciego,[1] validados por metaanálisis, reuniones de consenso, autoridades sanitarias… Temen los aires de libertad y se esconden detrás de las normas por miedo a procesos que nunca llegarán a ser.

Los trabajos de mi equipo se publican en prestigiosas revistas científicas con comité de lectura. Son accesibles a todo el mundo. Los medios de comunicación, víctimas también el pensamiento único, tienen poco interés en unas investigaciones que ni siquiera comprenden. Este libro también se dirige a ellos.

En realidad, mi mensaje se dirige a todos los ciudadanos, porque todos y cada uno de nosotros, de una forma u otra, ha estado, está o estará directa o indirectamente afectado por el cáncer. Ha llegado el momento de dominar el miedo y de mirar

---

1. El ensayo aleatorio se considera el método científico más riguroso en investigación médica. Intenta demostrar la eficacia de un tratamiento. Los pacientes seleccionados para el ensayo se reparten, aleatoriamente, en dos grupos: el primer grupo recibe el tratamiento, mientras que el segundo recibe un placebo. Dicha repartición aleatoria tiene por objetivo la obtención de grupos lo más homogéneos posible. Y para limitar más las posibles injerencias, ni médicos ni pacientes conocen la naturaleza del tratamiento administrado (de ahí el nombre de «doble ciego»).

la realidad tal como es. Cada uno debe asumir sus responsabilidades y decidir qué quiere «saber». Es tiempo de conseguir los medios, de ser actor de la propia salud, de sus tratamientos, esto es, de la propia vida.

Y también nos ha llegado el momento, a los médicos, de informar a pacientes y familiares que hay vías de investigación y terapias alternativas que resultan eficaces y pueden completar los tratamientos clásicos. El peso del miedo impide al enfermo —y a sus seres queridos— buscar información por su cuenta. Sin el apoyo del cuerpo médico, les entra el pánico con la sola idea de tener que tomar una decisión que se salga de los protocolos habituales. Incluso cuando tienen claro que las terapias que se les recomiendan tienen pocas posibilidades de éxito.

Sin embargo, el ciudadano es un ser responsable con superpoderes... si así lo quiere. Nada cambiará si no se ayuda a sí mismo con el problema. Las terapias que funcionan serán dispensadas sólo a los que tengan acceso a la información o a los que se atrevan a poner en cuestión los tratamientos habituales.

Sí, ha llegado el momento en que cada cual pueda decidir como adulto, en conciencia. Para el paciente, esta decisión es muy íntima. Para el médico, es un juramento que lo une a su paciente. Ha llegado el momento de dejar que cada cual tome sus decisiones conscientemente, con claridad y sin presiones, permitiendo a los terapeutas acompañar a sus pacientes sin poner en riesgo sus carreras o su reputación.

1

Por una medicina más humana

Puede parecer sorprendente, incluso impertinente, para un médico, escribir un texto en el que desvele, en ocasiones a pacientes condenados, lo que le parece probable pero no totalmente seguro. Los enfermos requieren de tratamientos eficaces, no promesas ni hipótesis humeantes... Quieren saber lo que realmente funciona y lo que no funciona para nada. Aprenden a resignarse a morir, pero no aceptan pasar de largo un tratamiento eficaz y sin peligros.

Yo sólo soy un médico. He pasado cerca de treinta años trabajando sobre un solo tema: el cáncer. Lo más duro fue aceptar que mis maestros, en Francia o en Harvard, no sabían nada. A pesar de todos los anuncios, de todos los clamores, hay una sola realidad: ¡el rey está desnudo!

Hace cerca de veinte años decidí escribir mi verdad, mi primer libro, *Métastases,* publicado en Hachette. Siendo médico, me enfrentaba a la muerte de mis pacientes. Como científico, sabía la poca perspectiva real que tenía una investigación parcialmente desarrollada. Describí, por aquel entonces, los límites de la quimioterapia y sus esperanzas ilusorias. Al día siguiente de la publicación de un artículo, bastante anodino, por cierto, en *Le Nouvel Observateur,* fue inmediatamente excluido de la asistencia pública y mis pacientes echados del hospital. Tuve que ᴣmelas con las peripecias jurídicas consiguientes y mi reinserción de cara a la galería.

Veinte años más tarde, lo que decía mi libro sigue siendo verdad.

Entonces me dediqué a reescribir el cáncer. Para ello, me salí del caminito de lo políticamente correcto. Me dejé guiar por otros, anónimos de la ciencia, y pagué un alto precio. El precio de la libertad es, creo yo, el de la verdad. Fui objeto de múltiples ataques por el mero hecho de pensar como pensaba. Una versión moderna de la caza de brujas con procesos interminables y su corolario: el agotamiento humano y los problemas financieros.

Lo que voy a compartir con vosotros es mi más íntima convicción. *El cáncer no es sino una simple enfermedad banal.* Esta conclusión ha sido confirmada por experimentación con animales, para empezar, y con trabajo de laboratorio, después. *Un tratamiento simple y sin toxicidad ralentiza el crecimiento de todos los cánceres implantados en las ratas.*

Pero aún faltaba la última prueba, la que marcaría la diferencia realmente. La curación. O, por lo menos, la estabilización de los enfermos. Intenté convencer a mis colegas, los oncólogos universitarios parisinos. Me postré en los ministerios y en las instituciones pertinentes, como el Instituto Nacional del Cáncer. Armado con el apoyo de mis compañeros de la Escuela Politécnica y del decano de Harvard que reproducía nuestros resultados. Todo fue un fracaso total.

Aislado, escogí tratar a mis pacientes por libre, sin la protección de las instituciones y sin la bata blanca. Así abrimos la caja de Pandora y dejamos al desnudo la miseria humana. Invité mis pacientes a mi mesa. Juntos compartimos su angustia y mi miedo. La bata blanca sólo sirve para separar al enfermo del médico, al ignorante del «sabio», para proteger al médico de la angustia del enfermo. Llevada cual uniforme militar, concreta el grado y permite distinguirse y mantener una distancia de seguridad con el que está solicitando ayuda del que sabe.

Actualmente sólo aspiro a una cosa: volver a la ciencia y al anonimato. Los honores y el dinero nunca me han interesado. He actuado con honestidad y he hecho lo que he considerado como mi deber. He hecho lo que me habría gustado que hicieran por mí.

Mi tiempo de corsario, de explorador, se ha acabado. Ahora les toca a los enfermos, los primeros interesados, coger el testigo. A ellos les toca encontrar todo lo que falta, en una mezcla de razonamiento y empirismo.

Ha llegado el momento de la reconciliación, porque la medicina institucional también ha evolucionado.

2

La violencia de las cifras

He publicado decenas de artículos científicos en revistas especializadas, con comité de lectura, a menudo prestigiosas. Para poder publicar y, por tanto, ser aceptado por los iguales, hay que tener una idea, validarla experimentalmente y convencer al comité de lectura. El objetivo del comité es buscar un hipotético error y ayudar al autor a aclarar sus ideas y su propósito. Cada año se publican cientos de miles de artículos cuyo objeto principal es el cáncer. Hay miles de revistas cuya vocación es la divulgación de la información médica. Cuanto más simples y esperados son los resultados, más fácil es el acceso a las publicaciones.

Las revistas científicas viven de la industria farmacéutica como la prensa vive de la publicidad. Y cuando la publicidad baja en el mundo médico (igual que en la prensa corriente) a veces pasa que el autor del artículo tiene que pagarse la publicación de su propio trabajo, que suele ser de unos 2000 € por cada artículo «calentito».

No se encuentran artículos criticando a la Volkswagen en las revistas para apasionados del automóvil. Los escándalos que implican a la casa L'Oréal se silencian en las revistas femeninas. Pero yo tengo un artículo que jamás he podido publicar en ninguna revista científica. Es el único. Ponía en tela de juicio los resultados de la oncología moderna.

Con la ayuda de un joven y astuto informático, Nicolas Hafner, y de Mireille Summa, profesora e investigadora de estadística en la Universidad París-Dauphine, recopilamos los certificados de defunción de los principales países occidentales desde 1960. Cuando nos llega la muerte, un médico redacta un certificado de defunción que resulta ser un documento legal necesario para la celebración de los funerales, el entierro y la apertura a la sucesión. Sin certificado de defunción puede haber sospecha de homicidio y se abre una investigación. En cambio, en el certificado del médico se debe indicar claramente la causa de la muerte (bajo secreto médico).

Los certificados de defunción son recopilados por las agencias gubernamentales. Los diferentes países comparten sus datos con el Centro Internacional de Investigaciones sobre el Cáncer (CIRC) con base en Lion. El CIRC ha hecho alguna pequeña investigación, pero, normalmente, lo que hace es guiar a los gobiernos para que definan los agentes cancerígenos y establezcan normas. Éstas se fijan de manera colegiada por expertos reconocidos, que declaran conflictos de intereses reales o potenciales. Como en toda organización internacional, se debe llegar a un consenso. Nadie defenderá al virus del sida, con lo cual éste será rápidamente considerado cancerígeno. Pero en otros casos entran en juego intereses no sanitarios, como cuando se culpa a los rayos ultravioletas del diabólico melanoma (porque hay que vender cremas). Y si habláramos del amianto…

El CIRC es una mina de datos de libre acceso para los matemáticos, porque es una mina que no interesa a nadie.

A riesgo de sorprender, existen miles de publicaciones que se centran en un aspecto puntual de la evolución de la epidemia cancerosa. Se publica sobre la evolución de la mortalidad por cáncer de mama en no sé qué estado americano o en no sé qué departamento francés. Se sabe que el tabaco ha causado una auténtica masacre horripilante en China mientras que el cáncer de estómago va desapareciendo en Japón, después de haber sido un látigo para ese país. El cáncer de colon, excepcionalmente raro en Japón, es una pesadilla para Estados Unidos. La tasa de cáncer de estómago en los inmigrantes japoneses disminuye rápidamente. Pero el cáncer de colon aumenta. Un efecto de la globalización en la que los ecologistas no habían pensado.

A riesgo de seguir sorprendiendo, no existe *ninguna clasificación global* de la epidemia. Una tabla que permita comprender y juzgar la validez de las políticas sanitarias. Habría que recopilar y analizar los datos del CIRC y eso no es tarea fácil. Las enfermedades son clasificadas por la Organización Mundial de la Salud y dichas clasificaciones cambian y se precisan. Actualmente, por ejemplo, un cáncer de la pared lateral de la orofaringe está clasificado como C 10 2, lo cual no ayuda mucho a la tarea.

Para tener esa tabla, habría que analizar los datos de numerosos países. En cincuenta años, el mapa del mundo ha cambiado. La Alemania del Este, la URSS o Yugoslavia han desaparecido. Croacia, Serbia o Rusia han aparecido. Es un auténtico rompecabezas para los amantes de los datos. Para colmo, la población mundial no sólo ha aumentado, sino que ha envejecido. Para incorporar el efecto de crecimiento y envejecimiento de la población, existen técnicas matemáticas. Son técnicas conocidas y aceptadas. Los epidemiólogos hablan de ASR (Age Standardized Rate, o tasa de mortalidad estandarizada según la edad o TMS francés). Y es eso lo que nosotros hemos hecho.

Los resultados confirman lo que todo el mundo sabe. La mortalidad por cáncer es cada vez más importante a medida que se va envejeciendo. Es menor en mujeres que en hombres *(véanse* las curvas de la página 30).

En cincuenta años las cosas han cambiado mucho. En los países en los que el cáncer de estómago era una pesadilla, ha empezado a bajar rápidamente. Se desconoce la razón. ¿Una mejor higiene, quizás? ¿Menos nitratos? Hay una convergencia progresiva y una normalización: las altas tasas de cáncer de estómago de ciertos países disminuyen hasta equipararse a los países con tasas más bajas. Y esto funciona con otros cánceres. Allá donde el cáncer de colon era raro, empieza a subir. Allá donde era el pan nuestro de cada día, baja. Se puede hablar de una verdadera globalización de las enfermedades. Vemos las mismas películas que los japoneses, los australianos o los americanos. Comemos cada vez más parecido. Y morimos de lo mismo. En nuestra jerga científica lo llamamos «efecto McDonald». Todo se homogeniza, incluso las causas de muerte por cáncer.

Pero si nos alejamos un poco de la tabla, vemos un resultado esencial. Es la razón por la que no se nos publica. Los datos de mi equipo de investigación reflejan claramente que *la mortalidad por cáncer no ha variado, a penas, desde 1960 (-13 por 100).* Y esto en todos los países occidentales que hemos analizado (19 países). Se trata de ASR, como hemos visto precedentemente, una tasa de mortalidad obtenida «normalizando» la población, es decir, suprimiendo el sesgo de envejecimiento y crecimiento demográfico. Hablando claro y comparando lo que es comprable: un auténtico desastre *(véanse* las curvas de la página 31).

Pongamos un ejemplo: veamos más de cerca el cáncer de próstata. La mortalidad ha evolucionado poquísimo en cincuenta años. Paralelamente, durante esos cincuenta años, han aparecido la radioterapia profunda, la resección de la cavidad prostática, la detección precoz y las hormonoterapias modernas.

Evolución de la mortalidad debida al cáncer en el curso de los últimos 50 años

(En 19 países occidentales, con los datos del CIRC)

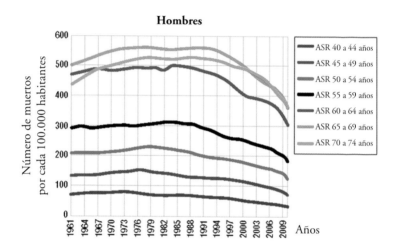

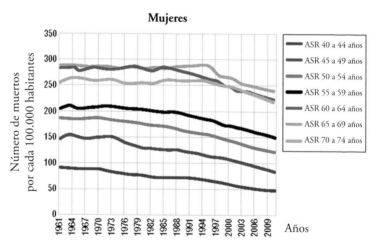

Estos gráficos muestran la tasa de mortalidad por cáncer (estandarizada según edad) entre 1960 y 2010. Presentan que la mortalidad por cáncer es más importante a medida que se envejece y que es mucho más débil entre mujeres que entre hombres.

Evolución de la mortalidad en el curso de los últimos 50 años, según el tipo de cáncer

(En 19 países occidentales)

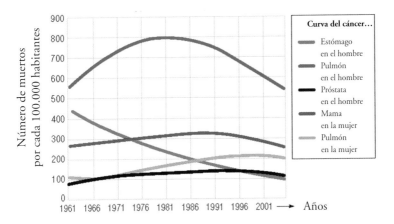

La mortalidad por cáncer de pulmón, en el hombre, aumentó notablemente hasta 1980, para bajar después del mismo modo. Ello se explica por el impacto indiscutible de la lucha contra el tabaquismo. Este gráfico también demuestra la débil evolución de la mortalidad por cáncer de próstata.

La mortalidad por cáncer de mama tampoco se ha movido mucho (-11 por 100). Aumentó ligeramente entre 1960 y 1980, para bajar luego discretamente hasta niveles comparables a los de 1960.

Sin embargo y por razones desconocidas, la mortalidad por cáncer de estómago ha bajado un 78 por 100 (véase la curva de arriba).

Se demuestra el éxito contra una forma rara de leucemia, que es cáncer de sangre. Gracias a un tratamiento descubierto, el Glivec, que mata las células enfermas, la mortalidad baja hasta la mitad en sólo dos años. Es un éxito indiscutible.

Podemos discutir indefinidamente sobre el tema, pero la realidad es que el cáncer no se ha curado, nada más lejos. Entre 1960 y 2010, el único presupuesto del National Cancer Institute (Instituto Nacional del Cáncer americano) ha sido de 100 millones de dólares.

Quiero recordar que son datos de *mortalidad*. No tenemos acceso a los datos de mortalidad de los nuevos casos de cáncer. Pero, desde hace cincuenta años, el número de nuevos cánceres ha explotado. ¿Ha sido beneficioso el diagnóstico precoz?

3

Las pistas falsas

El diagnóstico precoz

Hacer tanto hincapié en el diagnóstico precoz es reconocer el fracaso de las terapias curativas. Nadie habla hoy en día del diagnóstico precoz de la tuberculosis, porque es una infección fácilmente curable.

Existe una auténtica leyenda urbana, muy extendida por todas partes, que pretende hacernos creer que cientos de cánceres nuevos aparecen cada día en nuestros cuerpos y que nuestro sistema inmunitario funciona como el cuerpo de bomberos, corriendo a extinguir el incendio y a limpiarlo todo perfectamente. Ese rumor tiene tanto valor científico como las conversaciones en la barra de un bar. Ni un dato, ni una sola experiencia ni publicación alguna corrobora semejante afirmación.

La generalización de las técnicas de diagnosis del cáncer de mama (a través de la mamografía) o de próstata (por tasa de PSA)[1] no ha hecho aparecer beneficios flagrantes para los pacientes. El diagnóstico sistemático es cada día más controvertido. En efecto, diagnosticar consiste en detectar pequeños tumo-

---

1. PSA, *prostate specific antigene,* es un «marcador» tumoral de la próstata que está presente en sangre.

res. Pero, normalmente, esos pequeños tumores no son agresivos. Podrían permanecer así decenas de años, incluso toda la vida del paciente.

Importantes estudios científicos sugieren un discreto aumento del número de pacientes curados (al precio de efectos secundarios terroríficos). Estamos lejos de la unanimidad. Recientemente, el Gobierno americano ha tomado la decisión de detener el diagnóstico sistemático del cáncer de próstata. En Suiza, el Swiss Medical Board desaconseja los programas de diagnosis sistemática del cáncer por juzgarlos poco eficaces y arriesgados, las mamografías se cuestionan, sin contar con que el sobrediagnóstico conlleva tratamientos agresivos (ablaciones, quimioterapia, radioterapia…). Todo aquel que se haya visto afectado por el cáncer, directa o indirectamente, sabe de qué estamos hablando. Los traumáticos efectos a nivel físico y psicológico son realmente devastadores para los enfermos y para sus seres queridos. El cáncer provoca severos daños colaterales… En Francia, las instituciones no parecen tener prisa en cuestionar la pertinencia de la diagnosis sistemática. Incluso parece que van a organizarla lanzando un tercer Plan Anticáncer (2014-2019) cuya «prioridad será la prevención y el diagnóstico precoz, dos acciones mayores para prevenir y contener la enfermedad». A día de hoy, el impacto del diagnóstico precoz sobre la supervivencia no es convincente.

De hecho, las campañas de diagnosis sistemática han tenido un efecto perverso. Numerosos «pacientes» estuvieron con el corazón en un puño por una enfermedad terrible que ni siquiera tenían. Pasan a engrosar la falsa lista de «supervivientes» del cáncer, mascando el fracaso. Lo repito: se muere lo mismo de cáncer de mama o de próstata que hace cincuenta años.

La quimioterapia

La quimioterapia anticancerosa tampoco es un invento de ayer. Esas viejas moléculas derivadas de los gases de combate de la Primera Guerra Mundial forman, hasta la fecha, la base de los tratamientos anticancerosos. Los científicos se dieron cuenta que los soldados que habían sobrevivido a los gases presentaban una tasa anormalmente baja de glóbulos blancos y plaquetas. El gas mismo los había disminuido porque los destruía en gran parte.

El 5-fluoro-uracilo, la cisplatina, el Taxol o su primo francés, el Taxotere o la doxorubicina, existen desde hace mucho tiempo y sus genéricos se comercializan por todas partes. La lógica que sostiene este tratamiento es la de matar al enemigo, esa quinta columna que representa el cáncer. Es inútil volver sobre los milagros de la quimioterapia en los tratamientos de cánceres infantiles o de cáncer de ganglios o la enfermedad de Hodgkin. Esos éxitos indiscutibles enmascaran lo esencial: el tratamiento sólo tiene eficacia transitoria en la mayoría de cánceres de adultos.

Todavía hoy, más de la mitad de los afectados por tumores en cerebro, páncreas, pulmón o hígado, mueren en los seis meses siguientes al diagnóstico.

La quimioterapia es peligrosa y no sólo a causa de su toxicidad. No hablaré aquí de los efectos secundarios del tratamiento como la pérdida del cabello, la disminución de glóbulos y plaquetas, las náuseas y los vómitos. La mayoría de ensayos demuestran que los tumores se estabilizan o disminuyen, pero la esperanza de vida no mejora. El cáncer reaparece un día u otro, más maligno, más agresivo que nunca. Y el beneficio para el paciente es más que discutible. En el mejor de los casos, la quimioterapia prolonga unos días la supervivencia de los pacientes de cáncer de pulmón, hígado o cerebro. ¡Y a qué precio!

Los famosos progresos no son tales.

Y, por si esto fuera poco, no todas las quimioterapias son equivalentes. Ciertas sustancias son más violentas que otras. En realidad, las recientes mejoras en los tratamientos se basan, fundamentalmente, en un «descenso» terapéutico. Los tratamientos están mejor enfocados, mejor acompañados y, por consiguiente, mejor tolerados. Es un verdadero progreso, aunque no sea una revolución.

En realidad, no se sabe por qué la quimioterapia es eficaz en ciertos tumores, como los infantiles, y tan poco eficaz y tóxica en los adultos. En realidad, ni siquiera sabemos cómo funciona.

En el laboratorio todo es muy fácil. La quimioterapia mata las células malignas. Eso es absolutamente cierto cuando las células aisladas en una placa de Petri.[2] Pero las cosas no son así en el paciente… Cuando un paciente sufre un infarto, incluso antes de que pueda verse en el electrocardiograma (ECG), el médico puede saberlo con una analítica. Algunas células del corazón están muertas, necrosadas, y han dejado en la sangre enzimas que estaban en su interior. La presencia de dichas enzimas cardíacas en la sangre es signo inequívoco de la muerte celular, permitiendo su diagnóstico.

Tras una quimioterapia eso no pasa. El oncólogo espera semanas antes de proceder a un examen, clínico o radiológico, para afirmar o negar la respuesta al tratamiento. Probablemente esté pasando otra cosa.

Si el oncólogo quiere un resultado más rápido, pedirá un PET-Scan (glucosa marcada con flúor radiactivo que se inyecta en vena para que se adhiera preferentemente en las células tumorales, que aparecerán iluminadas en la imagen). Si el tratamiento es eficaz, la captación tumoral de la glucosa radiactiva

---

2. Cajita de plástico o cristal, con tapa, utilizada para hacer cultivos de bacterias, de microorganismos o de células, fundamentalmente.

disminuirá o desaparecerá totalmente. Las moléculas citotóxicas empleadas en quimioterapia son verdaderas bombas: atacan al ADN, perturban el equilibrio celular, atacan las mitocondrias (la «central energética» de cada célula) y la captación de la glucosa. En la jerga de los farmacólogos, no son «drogas limpias».

La quimioterapia se inventó para matar. Uno de sus objetivos es la mitocondria. Volveremos a hablar de ello.

Cuando, en el laboratorio, las células cancerosas se ven expuestas a quimioterapia, no todas mueren. Algunas se quedan como pasmadas y permanecen atontadas durante unos días, a veces semanas. Dejan de crecer. Luego se ponen «a respirar». Eso dura un tiempo, tras el cual, el cáncer recupera todo su esplendor. El hecho de que algunas células hayan muerto podría explicar esta reacción. Otras han sido sólo heridas. Entonces dejan de crecer un tiempo para modificar su funcionamiento y reparar los daños consecutivos a la agresión (causada por la quimioterapia). Esta fase de aturdimiento está poco estudiada, aunque parece claramente esencial.

La hormonoterapia

Las hormonas son otro gran pilar del tratamiento médico del cáncer. Y, en laboratorio, no matan células.

En el siglo XIX aparecieron los primeros médicos en darse cuenta de que esterilizando a las mujeres que sufrían cáncer de mama se les alargaba la vida un tiempo. El cáncer de mama y el de próstata pueden ser tratados, durante un tiempo, con hormonas. El cáncer de mama con estrógenos, antiestrógenos, progestativos, inhibidores de la aromatasa (una de las hormonas que permite la síntesis de las hormonas sexuales), incluso antiandrógenos. El médico escogerá el tratamiento menos molesto para el paciente. Ya no se trata a las mujeres, por fortuna, con andrógenos, que les hacen crecer la barba. Todas esas hormonas influyen en el metabolismo celular. Seguramente ésa es la razón de su eficacia.

La inmunoterapia o el fracaso por venir

Hablando muy claro: el cáncer no es una enfermedad del sistema inmunológico. En ciertas enfermedades genéticas raras, las defensas inmunitarias brillan por su ausencia. Es el caso, por ejemplo, de los «niños burbuja», incapaces de defenderse de las agresiones bacterianas. Si sobreviven (gracias a una atmósfera protegida y a los tratamientos antibióticos), su riesgo de desarrollar un tumor es apenas superior a la media.

El sistema inmunitario es una construcción intelectual que tiene más de cien años. Evoca, por una parte, los malignos microbios que quieren devorarnos vivos y, por otra, un servicio de orden que nos defiende y nos protege. En suma, como si fuera un combate entre el bien y el mal… Esta forma de entender el sistema inmunológico puede tener cierto sentido en el que esté luchando contra una infección bacteriana (un absceso, por ejemplo), porque el sistema inmunitario parece proteger al enfermo de la septicemia.

Por otra parte, en placa de Petri podemos cultivar células en un laboratorio. Algunas células flotan en el líquido de la placa. Pero otras, las células inmunitarias, se agarran al plástico e intentan «devorarlo». Y lo curiosos es que, en ocasiones, nuestras células «inmunitarias» se «equivocan» de objetivo y atacan al cerebro, a las articulaciones, al hígado…

Y como nuestros científicos tienen en la cabeza la idea de sistema inmunitario, se inventaron el concepto de «enfermedades autoinmunes». De este modo, a veces ocurre que el sistema inmunitario ataca, digiere y destruye las articulaciones del propio cuerpo en enfermedades como la espondiloartritis anquilosante o el reumatismo articular agudo, por ejemplo.

Nuestras células inmunitarias tienen hambre. Las bacterias que nos infectan son, para ellas, alimentos para devorar. Destruyéndolas para comérselas nos salvan la vida.

Para los microbios, nosotros mismos somos la comida. Para los linfocitos (glóbulos blancos), las bacterias que atacan al organismo son también alimento. Ciertas bacterias, más ágiles que las demás, consiguen esconderse, como el bacilo de Koch que causa la tuberculosis. Estos bacilos se esconden en el interior de las células y se van multiplicando de forma lenta pero segura, al abrigo de lo más profundo de nuestro organismo.

La vacuna es un método para forzar a las células más móviles a comerse más rápido y más eficazmente los invasores. En pocas palabras: vacunar significa educar a las células para matar invasores lo antes posible. Para las células matonas es un festival… ¡y no hacen prisioneros! Gracias a su festín estamos protegidos.

En el marco del cáncer, existen dos tipos de vacunas. En ocasiones, un virus puede causar un cáncer. Se inserta en la maquinaria celular y causa tumores. El cuello uterino (y más raramente el ano) pueden infectarse con un virus disimulado en el esperma, que anida en el genoma y envenena las células epiteliales del cuello del útero. La fermentación cancerosa, entonces, campa a sus anchas y florece un tumor. Se han concebido vacunas para dirigir a las células inmunitarias hacia la destrucción de las células tumorales, antes de que se desarrolle el cáncer plenamente. Pero a veces pasa que las células inmunitarias se equivocan de objetivo y atacan tejidos perfectamente sanos.

La vacuna preventiva es eficaz. Pero tiene poca utilidad en Occidente porque aquí el cáncer de cuello de útero es raro. Peor, la industria farmacéutica ha preferido pasar de puntillas por los efectos perniciosos e indeseables de las vacunas e incitan a las madres («Si amas a tus hijos ¡vacúnalos!») a vacunar a sus hijas.

Pero parece la estafa absoluta cuando ciertos científicos pretenden curar el cáncer mediante lo que llaman inmunoterapia. La esperanza de esta terapia consistiría en enseñar a los glóbulos blancos a comerse las células cancerosas y no las sanas. Las vacunas anticáncer han obtenido autorización para salir al mercado. El coste de un tratamiento para un solo enfermo supera los 100.000 €. Y los datos clínicos analizados, muestran sólo una mínima mejora de la tasa de supervivencia. Un día se demostrará que dichas mejoras leves son también ficticias.

Creo que el cáncer es una enfermedad mucho más simple de lo que parece y que su tratamiento puede ser abordable.

El único problema que tiene realmente el sistema inmunitario es la existencia de la regresión espontánea del cáncer.

Algunos cánceres, incluso los diseminados, desaparecen sin dejar ni rastro. Es raro, pero yo mismo he sido testigo en tres ocasiones, durante mi carrera. No hay ninguna explicación para este fenómeno, actualmente. Las personas mayores ven la mano divina. Y los demás ven, sin prueba alguna, la eficacia del «sistema inmunitario».

Lo que es una verdad indiscutible es que, alrededor del cáncer, hay una capa fibrosa (se llama estroma). Dicho estroma está constituido por células normales, no cancerosas. En el seno de este tejido benigno, fluyen dendritas cancerosas, de las que ya volveremos a hablar. Los investigadores han pensado en una reacción inmunológica porque el estroma está constituido por una mezcla de células, como las células de apoyo (fibroblastos), vasos sanguíneos y células inmunitarias. Y justo ahí está otra falsa pista. El cáncer no es una enfermedad del sistema inmunitario sino de una enfermedad metabólica.

Lo repito: ¡el cáncer es una cosa más sencilla que eso! El tumor crece confinado en un órgano; la presión que resulta de la proliferación celular comporta una contrapresión. «Una respuesta», dicen los biólogos. La pelota que rebota en el suelo. La presión ejercida por el cáncer perturba el entorno y lo endurece.

El tejido circundante se endurece para resistir la presión de la fermentación cancerosa, de ahí el estroma fibroso que recubre el tumor, pero que no basta para contenerlo. El cáncer escupe lo que no puede digerir. Esos deshechos (como el ácido láctico, del que hablaremos en la página 66) son excelentes alimentos que hacen las delicias de las células inmunitarias, pero también de las vasculares. Tales bichos errantes, esas células del estroma, se dirigen hacia las vías excretoras, que están llenas de nutrientes. Siendo los nutrientes tan abundantes, más proliferan.

Entonces, las células inmunitarias se activan para comerse los restos del festín. El sistema vascular va a destajo. La alimentación que se escapa acentúa la presión sobre las células que allí se encuentran. Y esa presión es la señal que permite a la célula inmunitaria comprender que ese medio es rico en nutrientes. Como en un acto reflejo, secretan proteasas para comer. Es tan simple como eso.

Dichas proteasas son enzimas que rompen las proteínas antes de digerirlas. Existe una colección infinita. Los marcadores (PSA, ACE, CA, 15-3, CA19-9) que permiten al oncólogo seguir la evolución del cáncer no son más que proteínas que han sido descompuestas por las proteasas. Repito: como todo en este universo, el cáncer responde a las leyes de la física. Mira por donde, la interdisciplinaridad no es precisamente la norma en la enseñanza superior, ni en la práctica de la medicina, en la que la física es una gran ausente. Es lamentable, porque las leyes de la física podrían ayudarnos a esclarecer la investigación sobre el cáncer.

El dogma genético

Pero no todo es falso en la aproximación genética del cáncer.

Ciertos virus causan cánceres insertándose en el genoma de las células. Los pacientes afectados por sida no desarrollan más cánceres que el resto de la población. Puede que haya una excepción en ciertos enfermos, que sufren más frecuentemente cánceres de piel, particularmente el sarcoma de Kaposi (que se manifiesta con una especie de mancha violácea). Las células de la piel se ven infectadas por otro virus distinto al del sida. Aparentemente perteneciente a la familia del herpes, anida en las células de la piel, se inserta en el genoma y provoca un cáncer. El virus que provoca el sarcoma de Kaposi es un primo del que provoca el cáncer de cuello uterino.

El hecho de que haya virus cancerígenos no es nuevo. Inyectados en pollos sanos, éstos desarrollan rápidamente un cáncer.

El virus del sarcoma de Rous *(Src)* es un retrovirus, identificado como oncógeno que provoca tumores en los pollos. Fue descubierto en 1911 por el investigador americano Francis Peyton Rous (1879-1970), premio Nobel de Fisiología y Medicina, pero en 1966, es decir, cincuenta y cinco años más tarde.

Otro hecho indiscutible es que ciertos cánceres son hereditarios: el 3 por 100 de los cánceres de mama, el 2 por 100 de tumores cerebrales, el 1 por 100 de cánceres de próstata, son transmitidos a la generación siguiente.

Un gen anormal está presente en el genoma y transmite la enfermedad. Actualmente y gracias al análisis del genoma, podemos afinar aconsejando a los pacientes. Pueden predecir su propio riesgo o planificar un aborto terapéutico si el feto es portador de la tara hereditaria.

En esos enfermos se puede esperar corregir la anomalía primera e impedir el crecimiento del cáncer. De ahí la necesidad de concretar las anomalías que causan el cáncer.

Pero de ahí a generalizar…

La mayor parte de los cánceres no son hereditarios. Hoy en día existen medios para analizar el genoma de las células cancerosas. No existe ni uno ni dos, sino miles de genes cuya expresión es anómala. Volveremos, más adelante, sobre las razones de este caos imposible de corregir.

La terapia génica es una esperanza lejana. Estamos en un callejón sin salida. La aproximación filosófica de nuestra concepción de la enfermedad no es buena. Nuestro esquema de pensamiento reposa sobre una visión determinista de las cosas, genética, vamos. Con la secuenciación, la terapia génica, la epigenética, tenemos que ser conscientes de los límites del determinismo genético.

Terapias personalizadas, ocasionalmente eficaces

Lejos de ver el caos como un obstáculo infranqueable, muchos lo ven como una oportunidad. Secuenciadores del genoma, herramientas informáticas potentes que permiten determinar con facilidad, en cada enfermo, una firma de la enfermedad, un tratamiento óptimo enfocado a algunas anomalías responsables del cáncer.

Test genéticos permiten validar las oportunidades de éxito del tratamiento. Numerosas moléculas bloquean los factores de crecimiento. Los factores de crecimiento son proteínas. Estimulan el crecimiento de las células fijándose sobre un receptor específico, que provocará reacciones químicas en el interior de la célula. Si el análisis del genoma muestra su implicación en el proceso canceroso, bloquearlo puede ser de utilidad. El problema es que existen millones de genes.

En la actualidad, la industria se interesa cada vez más en las terapias específicas. Toda terapia médica es específica, la cuestión es encontrar el objetivo exacto. Y todas estas nuevas terapias son extremadamente caras teniendo en cuenta que tienen un único objetivo: matar células cancerosas.

Es cierto que este ámbito de la investigación ha sido objeto de numerosas patentes. La perspectiva de mercados remunerados y protegidos lleva a la industria farmacéutica en busca de nuevas salidas y nuevos monopolios para sobrevivir… poniéndose las botas.

Este derroche de alta tecnología ha sido la gran suerte de los centros anticáncer más punteros, los genopolios y la industria de los sueños. A día de hoy, el impacto sobre la supervivencia de las terapias específicas no es más convincente que en el resto de terapias contra el cáncer.

A veces suena la flauta por casualidad. Ciertas terapias específicas son eficaces. La célula cancerosa está hambrienta y resulta que nosotros también comemos. Unos prefieren arroz, otros prefieren carne y otros tienen preferencia por las cosas dulces. Una dieta que reduzca el aporte de arroz sólo será útil para el primer grupo.

Lo mismo pasa con las terapias específicas. Bloquean ciertas vías metabólicas concretas. Un análisis biológico permite saber si un tumor es capaz de captar y «digerir» un factor de crecimiento.

En ese caso, bloquear la entrada de alimento tiene sentido. Y eso es lo que intentan las terapias específicas: utilizadas con este propósito, limitan la alimentación de la célula tumoral (*véase* el capítulo 9, página 87).

Si dejas de comer dulces radicalmente, tu alimentación se modifica repentinamente. Lo que pasa es que las terapias específicas funcionan un tiempo, y nada más que un tiempo.

Si comes demasiado arroz o demasiados dulces vas a engordar. Puedes variar la alimentación, pero el resultado será el mismo si sigues ingiriendo un exceso de azúcares. En todos los casos, los alimentos se machacan con los dientes, se acidifican en el estómago y se digieren en los intestinos. Después, se almacenan y queman en las mitocondrias. Y es ahí donde actuamos en el caso de las terapias específicas.

4

Viaje al interior de la célula

Yo no sé si el mundo se hizo en un día, pero sé, a ciencia cierta, que la vida existe sobre la Tierra desde hace 3,5 millones de años. Y, desde el origen de la vida, encontramos las mismas membranas, los mismos ácidos nucleicos (ADN y ARN) y los mismos aminoácidos. Nuestro planeta estuvo sometido al intenso bombardeo de meteoritos, a explosiones volcánicas gigantescas, se ha visto cubierto de hielo en más de una ocasión, luego de bosques tropicales desde el Polo Norte al Polo Sur… y, sin embargo, la vida ha cambiado muy poco. Sin duda es porque responde a leyes físicas inmutables.

Al principio de la vida, la atmósfera estaba compuesta de gas carbónico casi al 90 por 100. El oxígeno era raro entonces. En esa época, las primeras células no tenían un núcleo. Eran bacterias, de las llamadas «procariotas». Los cromosomas flotaban libremente en la célula (porque no había núcleo). Esas procariotas, probablemente algas, captaban el gas carbónico omnipresente. Sintetizaban moléculas más complejas (como el azúcar) y así conseguían liberar un poco de energía. En ese momento, las algas sabían sintetizar, pero no quemar. Y, como todos sabemos, para que el fuego queme la leña de la chimenea, se necesita oxígeno.

Hace 2,5 millones de años, la atmósfera cambió porque las procariotas empezaron a expulsar oxígeno al aire. Sin que conozcamos la explicación precisa, esos primeros seres vivos podían vivir casi sin oxígeno hasta que algún tipo de evolución les permitió realizar la fotosíntesis,[1] es decir, atrapar el abundante gas carbónico de la atmósfera y expulsar oxígeno, que fue acumulándose.

La central energética de las células

Un día, las células captaron unas bacterias pequeñitas, las mitocondrias, que saben quemar y desprender energía. Esta asociación se llama *simbiosis* en biología o acuerdo ganar-ganar en economía. La célula se encarga de nutrir a la mitocondria que, en contrapartida, la abastece de la energía que genera gracias a la combustión de la glucosa. Es verdad que la mitocondria perdió su independencia, pero tiene la manutención asegurada. ¡Gracias a esta cooperación, el rendimiento energético se multiplicó por más de diez!

Pero la célula fue creciendo y los cromosomas se encerraron en un núcleo. Estas nuevas células son las «eucariotas», compuestas por un núcleo y unas mitocondrias. Por sorprendente que pueda parecer, los seres humanos también somos eucariotas, como nuestros ancestros, porque nuestras células pueden sintetizar y quemar.

La célula es un órgano vivo capaz de reproducirse con autonomía. Si la colocamos en un entorno adecuado, crecerá, captará alimento y sobrevivirá. Utiliza enzimas (proteínas) que le permiten catalizar las miles de reacciones químicas que se producen en su interior para mantenerla con vida.

Las células se multiplican dividiéndose. Para que una célula se divida, deberá captar nutrientes que le permitan crecer. Es un

---

1. Proceso que permite sintetizar la materia orgánica utilizando la luz del sol.

proceso fundamental y necesario para la regeneración de todo organismo vivo.

Las células captan la glucosa (azúcar), empiezan a digerirla (la convierten en piruvato) en el citoplasma (que es el contenido de la célula, entre la membrana citoplasmática y el núcleo) y después la queman en las mitocondrias.

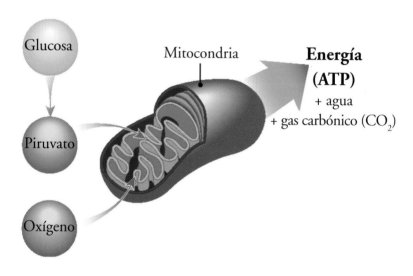

La mitocondria fabrica energía a partir de la combustión de la glucosa.

Para tener éxito en esta operación, las células necesitan oxígeno. Así, podemos comparar las mitocondrias (pulmones de la célula) a una central de energía que asegura la autonomía de la célula. Cuando todo funciona correctamente, los nutrientes son degradados (quemados) y transformados en energía. Ese carburante, una molécula bautizada como ATP, debe ser continuamente renovada para abastecer de la energía necesaria para que tengan lugar las reacciones químicas (la transformación de la materia) del metabolismo. Es decir, el conjunto de reacciones químicas que se producen en el seno del organismo y le permiten respirar, alimentarse, desarrollarse, reproducirse y, en definitiva, mantenerse vivo. Si la mitocondria no funciona bien, la célula no puede quemar. Y si la célula no quema, se acumulan las toxinas y acabarán siendo recicladas para formar las piezas necesarias para la división celular. Por lo tanto, una célula cuyas mitocondrias no funcionan correctamente es una célula que no puede quemar deshechos y acaba dividiéndose con un contenido pernicioso.

El control de la diferenciación celular

Una segunda revolución, más reciente, tuvo lugar hará unos 543 millones de años. Las células –hasta ahora aisladas– se agrupan para formar animales y plantas. De este modo se protegían del oxígeno, cuya concentración aumentaba constantemente en el aire (ya sabemos que el oxígeno, a altas concentraciones, es venenoso). En el organismo complejo que es el ser humano, ciertas células perfectamente sanas pueden dividirse, como ya hemos visto. Así permiten al organismo crecer, repararse o simplemente reemplazar las pérdidas. Son capaces de autorrenovarse y proliferar. Se habla de «células madre». En estas famosas células, la actividad de las mitocondrias, el pH (una medida de actividad química) y la actividad de los genes, oscilan. Dicha oscilación permite explicar el ciclo celular.

Otras células, especializadas en una tarea concreta, no pueden dividirse. Cuando la mayoría de las células no pueden dividirse, sabiamente dedicadas a una única función, se habla de «célula diferenciada». Las neuronas vehiculan la información. Las células mamarias secretan leche, las células hepáticas secretan bilis. Esas células no se dividen, sólo queman.

La división celular es un proceso rítmico que sigue un orden inmutable desde la noche de los tiempos. Durante la mitosis (o división celular), la célula se agranda antes de sintetizar las proteínas codificadas por los ARN. Después, reproduce su ADN, que se duplica en dos. Le sigue una fase más larga en la que la célula crece más, aunque lentamente, antes de dividirse. Al principio de este ciclo celular, es decir, justo después de la mitosis, la célula tiene que separarse, desplegar sus cromosomas y descodificarlos para expresar la información.

Durante la primera parte del ciclo celular, se sintetiza el ARN,[2] de proteínas y de ADN.[3] La mitocondria está en reposo. La segunda parte del ciclo es más tranquila. La síntesis disminuye, la célula respira, la mitocondria quema y expele gas carbónico, que acidifica la mitocondria misma para que fabrique energía. Esta energía servirá para cargar el condensador que es la célula.

Los dos tercios de la energía producida sirven para crear gradientes.[4] El sodio sale de la célula y se acumula en el exterior. Con el potasio pasa lo contrario, es captado por la célula. El resultado es que aparece una concentración diez veces más importante de sodio en el exterior que en el interior. Y en el caso del potasio es todo lo contrario. Estos transportes tienen un coste energético importante: cerca de dos tercios de la energía sirven para cargar las baterías de este condensador celular. Como los Shadoks de mi infancia, la célula gasta su tiempo y su energía en bombear.

---

2. ARN (ácido ribonucleico), es el intermediario utilizado por las células para la síntesis de las proteínas.
3. ADN (ácido desoxirribonucleico), contiene toda la información genética (el genotipo) que permite el desarrollo y funcionamiento de todos los organismos vivos.
4. Aquí, entendemos por gradiente la variación progresiva, a partir de un punto máximo, de la concentración de una sustancia en la célula.

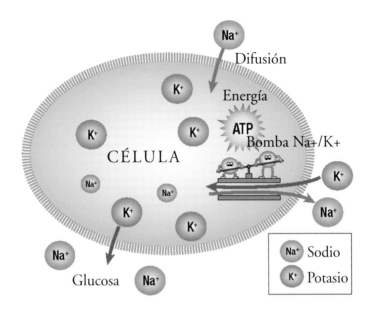

Lo esencial de la energía producida por las mitocondrias es utilizado
por la bomba Na+/K+

El control de la división celular

Existen varios tipos de condensadores. Los más clásicos son los que se enseñan en el instituto, un ánodo y un cátodo aislados y cargados. Nuestra célula es un condensador esférico. Las cargas están contenidas en la membrana. Resultan de los gradientes de los que acabamos de hablar. No pueden dejar la membrana, que está aislada eléctricamente con el viscoso citoplasma. La diferencia de potencial entre ambos lados de la membrana es del mismo orden que un cable de alta tensión: el exterior está cargado negativamente; el interior positivamente. Los cromosomas se condensan y forman un ánodo. Antes de dividirse, la mitocondria funciona a pleno rendimiento. Y el condensador se carga. La diferencia de potencial entre las dos caras de la membrana es máxima, justo antes de la división celular. Todo el conjunto se va volviendo más y más inestable. La célula oscila. La membrana, que ya está bajo tensión, se tensa más y más y los iones, largo tiempo ubicados en el exterior o retenidos en el interior, se escapan.

Así es que la división celular es un gigantesco cortocircuito... Las cargas, antes confinadas en la membrana, son vehiculadas hasta los cromosomas, que tienen la misma carga, rechazándose unas a otras. Así, la célula madre explota en dos células hijas (eso es la mitosis, *véase* la página 50). Lo que puede parecer de una complejidad infinita no es más que un condensador que se descarga. Volvemos a beber de las ciencias físicas: basta con comprender que la maquinaria celular está orquestada por una serie de osciladores emparejados para entender el funcionamiento de las células.

Lo maravilloso de la vida está ahí. La célula no explota en realidad, sino que se divide en dos gracias a este baile entre lo eléctrico y lo mecánico.

En las células diferenciadas, las mitocondrias juegan su papel de centrales energéticas y vuelven a funcionar a pleno rendimiento. Las mitocondrias echan agua y gas carbónico que, juntos, forman el ácido carbónico. El medio interior de la célula es lo suficientemente ácido (con un pH inferior a 7,2) para que la hélice de ADN no pueda desplegarse y aún menos dividirse en dos. La mitocondria quema sin debilitar a la célula, que conserva su acidez y el ADN en reposo: este estado es el contrario al del cáncer.

El lector habrá comprendido que la gran diferencia entre una célula sana y una cancerosa depende del buen funcionamiento de las mitocondrias.

Vamos a acabar de demostrar el papel clave de la mitocondria: experimentos diversos muestran que cuando se introducen mitocondrias en las células que proliferan, las células injertadas dejan de sintetizar y se ponen a respirar. Queman. La división celular se detiene. Si pudiéramos injertar mitocondrias en las células de los enfermos… Ya hablaremos al respecto.

5

Las causas del cáncer

Además de la enfermedad más compartida y más espantosamente universal, el cáncer es, al mismo tiempo, una de las enfermedades más antiguas.

Se han encontrado trazas de tumores en huesos de dinosaurios que vivieron hace cientos de millones de años. En la época de los faraones la población sucumbía a este látigo. En la actualidad, el cáncer continúa matando animales y humanos indiferentemente. Nuestros perros y nuestros gatos, que comen cuanto quieren y envejecen con nosotros en el confort de la vida moderna, son tan víctimas como los animales salvajes y los animales de los zoos. Hay un hecho: el cáncer no es una cosa nueva y nadie puede explicar por qué es así. Una enfermedad tan común en humanos y en animales tiene que ser, por fuerza, una enfermedad simple. Lo único que hay complicado es nuestra incapacidad para curarla.

El envejecimiento: cancerígeno principal

El cáncer es una enfermedad relacionada con el envejecimiento, como el alzhéimer o el párkinson. Dos tercios de los cánceres se diagnostican después de los setenta años.

La vejez, como el cáncer, es un fenómeno simple. A pesar de todos los artificios cosméticos modernos (cremas hidratantes *anti-age,* inyecciones de bótox, colágeno…), nadie necesita recurrir a un riguroso análisis de biología molecular, en particular de los telómeros (esas pequeñas estructuras situadas en el seno de la célula, que van encogiendo con los años), para adivinar la edad de su ser amado.

El colágeno es el tejido de sostén sobre el que se apoyan nuestras células repletas de agua. Las fibras de colágeno se pegan unas a otras para dar elasticidad a la piel. Envejecer es volverse menos elástico, cada vez más duro, fibroso y quebradizo. Pero ¿cuál es la razón de esta fibrosis progresiva que la gente llama envejecimiento?

Al envejecer, los deshechos azucarados se acercan al colágeno y van formando puentes de fibra a fibra. Así nos vamos volviendo rígidos, que no es sino envejecer. Las fibras, tan juntas unas de las otras, pierden elasticidad. Se rompen al menor traumatismo. Es como las cosas viejas que de tanto desgastarse acaban rompiéndose.

Envejecer es romperse poco a poco. Como las fibras de la piel, las fibras de colágeno se rasgan, como el elástico demasiado usado. De este modo aparecen aneurismas arteriales, rupturas ligamentarias, hernias y otras patologías típicamente debidas al paso del tiempo.

Con cada latido del corazón, una onda de choque se propulsa desde el corazón a todos los órganos. El corazón late, pero el cerebro, el hígado o lo riñones también lo hacen. Y todo neurocirujano o todo radiólogo sabe que el movimiento del cerebro sigue a la sístole cardíaca: un latido sesenta veces por minuto, aproximadamente. ¡A la larga es muchísimo!

Como un coche que envejece cada vez que arranca, pagamos progresivamente el precio de cada latido cardíaco. Y, del mismo modo que podemos proteger al coche guardándolo en el garaje, sin ponerlo en marcha, nosotros también hemos aprendido a ralentizar el proceso de envejecimiento. Hay numerosas publicaciones sobre el valor de la restricción calórica. Vivir al ralentí, comiendo menos y trabajando menos, tendremos la clave para vivir más tiempo y envejecer más lentamente.

Está claro que los que trabajan duramente, como por ejemplo todos los que realizan esfuerzos físicos, mueren más jóvenes. Desarrollan más cánceres, más enfermedades de Alzheimer o de Parkinson, y todas las enfermedades típicas del envejecimiento. En ese sentido, el trabajo físico excesivo es cancerígeno.

El tejido fibroso tiene otra consecuencia: asfixia. Envejecer es convertirse en rígido y quebradizo. También es asfixiarse progresivamente. Es raro ver atletas mayores de 30 años en los Juegos Olímpicos…

El oxígeno se difunde cada vez peor y no llega bien a las mitocondrias. La célula, pues, no puede fabricar más energía. El rendimiento energético cae.

Para entender mejor de qué se trata, imaginemos una caldera o incinerador de deshechos, cuyo sistema está mal conectado. No consiguiendo funcionar bien, la máquina deja brasas en el sistema porque no consigue hacerlas desaparecer.

En el cuerpo humano, el principio es idéntico: nuestro cuerpo es una gran máquina bien engrasada, pero cuando deja de funcionar perfectamente, porque algo le falla o porque está vieja, las mitocondrias se asfixian. No saben cómo deshacerse de las toxinas energéticas a medio quemar, que se amontonan en el organismo. Los químicos hablan de radicales libres.

El envejecimiento corresponde a una disminución progresiva del rendimiento energético tras una asfixia progresiva. Cuando ese rendimiento se hunde, aparece el cáncer o la enfermedad de Alzheimer.

Ciertas células mueren porque la falta de energía no les permite bombear (*véase* el esquema de la página 51). Es el caso de enfermedades neurodegenerativas como el alzhéimer o el párkinson, que transforman el cerebro en un desierto. Otras, intentan compensar la falta de energía abriendo sus puertas a la glucosa, y aparece el cáncer.

Los cancerígenos o el envejecimiento precoz

El cáncer aparece excepcionalmente en tejidos sanos de un adulto joven. Puede asentarse en un órgano que haya sufrido una lesión por inflamación crónica (bronquitis crónica en fumadores, cirrosis hepática en alcohólicos, exposición reiterada al amianto…). Estas agresiones continuadas hacen envejecer el organismo prematuramente. Y sabemos que el envejecimiento es terreno fértil para el desarrollo de tumores y cánceres.

La inflamación es, al mismo tiempo, una dolencia banal y mal comprendida. Puede estar causada por cientos de moléculas químicas diferentes, por cuerpos extraños, incluso por una quemadura o la exposición a frío polar. Tanto si se trata de un absceso como de una espina clavada en la carne o de una exposición a un producto corrosivo, se constata que el tejido agredido se pone caliente, se hincha de linfa y duele. Pero todas esas causas diversas tienen un punto en común: los vasos sanguíneos se lesionan y las proteínas contenidas en ellos inundan el tejido. Los excursionistas lo saben perfectamente: perforar una ampolla en el pie, tras una larga caminada, provoca el derramamiento de un líquido amarillento y un tanto pegajoso, debido a las proteínas que contiene, disuelto en el líquido inflamatorio.

Si hay inflamación, hay presión. Las ampollas del senderista se hinchan, por lo tanto, hay presión. Y según las leyes de la física, a la presión ejercida por la inflamación, el órgano responde aumentando su propia presión. La secreción de fibra, en este caso de colágeno, aumenta la rigidez del órgano afectado. El hígado del alcohólico crónico se vuelve fibroso o, como diría el médico, «cirrótico». El pulmón del que padece bronquitis crónica también se vuelve fibroso y duro: entonces se habla de enfisema. La pleura del obrero expuesto al amianto también se vuelve fibrosa como la de un anciano.

Este acceso brutal al exceso de nutrición (flujo de proteínas debido a los vasos lesionados) tendrá otra consecuencia: la perturbación de la actividad del genoma, hasta entonces bien regulada. En otros términos, las células, que hasta entonces llevaban una dieta razonable se encuentran embutidas de alimento que no pueden ni tragar. Amenaza entonces el sobrecalentamiento.

Si las brechas de los vasos se colmatan, la orgía se para en seco y la situación recupera la normalidad. Eso es lo que intenta el cirujano cuando drena una llaga e impide la inflamación retirando las proteínas que rezuman en la camilla. Por el contrario, cuando las agresiones son permanentes, se corre el riesgo de inflamación crónica (por ejemplo, en fumadores o en alcohólicos). Como ya hemos visto, las células se empachan de proteínas que afluyen en cantidades brutales. Como harían personas compulsivas, se lanzan a ese alimento y lo consumen con furia desmedida.

Además, el cambio de alimentación de la célula modifica su patrimonio genético. Si los nutrientes son muy abundantes, la célula activará genes que no estaban activados en momentos normales. Ésa es la razón del caos del genoma del que hablábamos anteriormente. La inundación de alimento causada por la inflamación lo trastorna todo. La genética no es la causa del cáncer, sino la consecuencia de la cancerización.

Para colmo, la inflamación tiene otra consecuencia: asfixia la mitocondria. Para que un fuego queme, hace falta leña y oxígeno. Si la chimenea no tira bien, el fuego no arderá. Para que la mitocondria funcione de manera armoniosa, necesita alimentos y oxígeno. Pero al oxígeno le cuesta moverse por el edema de una inflamación. El rendimiento energético bajará como pasa en caso de envejecimiento.

Los cancerígenos acortan la vida, pero no se inventan nuevas enfermedades. La bronquitis crónica aparecerá prematuramente hacia los cincuenta años en los grandes fumadores. El amianto provocará cáncer de pleura en gente joven aún que haya estado expuesta a este material en el curso de su vida laboral. Ese mismo cáncer existía mucho antes que existiera el amianto, pero entonces sólo atacaba a los ancianos. La lista de productos potencialmente cancerígenos no tiene fin, como se puede constatar consultando las listas que ofrecen los organismos gubernamentales. Y todos esos tóxicos aplicados a animales o humanos son inflamatorios.

En cualquier caso, *el cancerígeno más potente sigue siendo la edad,* y el factor más determinante el sexo (*véase* la curva de la página 30). En una sociedad que rechaza la senectud y fomenta la igualdad de géneros, estos hechos (verificables) suelen negarse: pero el cáncer es, claramente, una enfermedad de hombres mayores, del que las mujeres han estado libres bastante tiempo. No es mi intención minimizar la toxicidad del tabaco, del alcohol ni de la radiactividad, del amianto ni de todos los cancerígenos que aparecen en las listas oficiales, pero prefiero dedicarme a estudiar hechos objetivos colocándolos en su contexto correcto.

Como he explicado antes, todos los cancerígenos inflaman los tejidos, que se vuelven fibrosos para defenderse. Bajo el efecto de las fibras de colágeno que envuelven los órganos y envejecen precozmente, una célula se escapa del epitelio (tejido constituido por células estrechamente unidas) para formar un cáncer. El envejecimiento, como el cáncer, es fácil de entender porque responde, como todo en este mundo, a las sencillas reglas de la física.

Un último ejemplo: fumar es peligroso. Todo el mundo lo sabe. Fumar causa inflamación en los pulmones y puede acabar creando bronquitis crónica, cuyo sonido es característico. La combustión del tabaco expulsa gas carbónico. Dicho gas va envenenando las mitocondrias. Las mitocondrias se inactivan, el rendimiento energético se hunde y puede aparecer una proliferación cancerosa.

Así que fumar es envejecer más rápido y el fumador morirá antes, ya sea por infarto, por arteritis o por cáncer. Ésta es una demostración más del importante papel de la mitocondria.

Los extraños cánceres infantiles

Ya hemos comprendido que el cáncer es una enfermedad relacionada con la vejez. Y que la vejez puede ser acelerada por los cancerígenos.

También es el caso de la enfermedad de Alzheimer. Ciertamente, existen formas particulares de alzhéimer que aparecen antes de los sesenta años. Y eso en casos muy muy raros, normalmente hereditarios. En la actualidad hablamos de un «genoma anormal»; antiguamente se hablaba de taras familiares…

Lo cierto es que existen casos de cánceres en niños y en adolescentes. Afortunadamente son poco frecuentes, pero chocan tanto que parecen más abundantes de lo que realmente son. Los cánceres en gente muy joven suelen ser de origen genético. Se trata de anomalías asociadas a órganos anormales, a menudo mal formados y precozmente envejecidos. Por ejemplo, se sabe que los niños trisómicos corren mayor riesgo de verse afectados por leucemia. Las jóvenes afectadas por cáncer de mama suelen tener glándulas mamarias muy fibrosas y duras.

Existen raras anomalías de las vías biliares que impiden el flujo de bilis desde el hígado hasta el tubo digestivo. Entonces se produce lo que se llama estasis biliar. Si el obstáculo no se quita, el niño empezará a sufrir cirrosis y acabará con cáncer de hígado. Si el cirujano interviene lo bastante rápido, quitará el obstáculo y evitará la cirrosis y el posterior cáncer.

La verdadera prevención: vivir al ralentí

Dudo mucho que nadie se haya puesto a leer este libro para volver a escuchar el manido discurso sobre lo malo que es el tabaco o el alcohol. Tampoco me voy a poner a hablar de las mujeres predispuestas al cáncer de mama. Existen casos, por fortuna muy raros, en los que el riesgo roza el 100 por 100. En ocasiones no queda más remedio que llegar a la mastectomía total y a la ablación de ovarios.[1] ¿Hay que hacer como Angelina Jolie, que informó a todo el planeta, a través de los medios de comunicación, de las razones que la llevaron a semejante medida, parecida a una cirugía de guerra? La expresión «cirugía de guerra» no es exagerada porque, aunque se puedan reconstruir unas mamas de silicona o de lo que sea, todas las terminaciones nerviosas habrán sido seccionadas, dejando los tejidos insensibles e inservibles. Es espantoso, pero felizmente excepcional.

Hay miles de «recetas» para disminuir el riesgo de cáncer. Algunas de ellas, «preventivas», se han analizado a gran escala. La lista de fracasos es muy larga. En ocasiones se observa claramente que una disminución de un cáncer, por ejemplo, de próstata, comporta un aumento de otro cáncer, como el de pulmón. Hay que ser honestos y decir claramente: todas esas cosas no sirven para nada.

No obstante, sabemos qué hay que hacer para prevenir el cáncer: ralentizar el envejecimiento. No se trata de ciencia fic-

---

1. Una de cada 500 mujeres es portadora de predisposición genética al cáncer de mama u ovarios, debida a una alteración del gen BRCA1 o BRCA2.

ción: para ralentizar el envejecimiento basta con ralentizar el metabolismo. También es verdad que es imposible retrasar el envejecimiento totalmente y que, además de traumatismos, nadie con dos dedos de frente cree (ni desea) una juventud eterna. Si hemos ganado más de veinte años en nuestra esperanza de vida, no es solamente gracias a los avances de la medicina. Hacemos mucho menos trabajo físico que nuestros ancestros. En invierno estamos calentitos y dormimos en camas confortables. En resumen: nos economizamos… Comparados con ellos ¡vivimos al ralentí!

Muchos experimentos, generalmente antiguos, demuestran que una reducción calórica (en particular de los azúcares) aumenta la vida en animales. Y esto se ha demostrado cierto en ratas, ratones, monos y humanos. Una violenta hambruna azotó los Países Bajos ocupados durante la Segunda Guerra Mundial. El número de cánceres entre los supervivientes fue, durante bastante tiempo, mucho menor que entre el resto de la población. De igual modo, las personas anoréxicas, si sobreviven, presentan menor riesgo de desarrollar cáncer. Por otra parte, conocemos un solo grupo humano totalmente libre de cáncer. Se trata de una población enana que vive en Ecuador. Por un azar genético, esos indios tan bajitos no captan los azúcares. Esta población desconoce la diabetes, el cáncer y el alzhéimer. ¡Otro buen argumento de peso en favor de la pista metabólica!

6

El cáncer, una enfermedad metabólica

Más que ahogar al lector en las profundidades del motor celular, me limitaré a presentar los invariables del cáncer. Más adelante veremos cómo una sola anomalía, a saber, la disminución del rendimiento energético de la máquina celular, puede explicar los puntos cardinales del cáncer.

Tanto si se trata de cáncer de pulmón, de hígado o de cerebro, de un tumor maligno en el anciano o en el niño pequeño, tanto si el enfermo es rico como si es pobre, haya estado expuesto a cancerígenos o no…, en todos los casos imaginables encontramos siempre los elementos siguientes.

Los cuatro puntos cardinales del cáncer

Para empezar, el cáncer tiene una *forma particular.* Los médicos la describen como una forma «estrellada». Los físicos prefieren hablar de una figura «fractal» (una estructura homotética: invariable, sea cual sea la escala, la estrella es la figura fractal por excelencia…). El tumor benigno es redondo. Crece de forma homogénea desde el centro hacia la periferia. No invade los tejidos que lo rodean. El cirujano lo retira metiendo los dedos entre el tumor y el tejido sano. El tumor maligno (cáncer) es todo lo contrario. Invade los tejidos que lo rodean. Las células cancerosas se meten en las zonas de mayor fragilidad, evitan los huesos y se interesan por los tejidos blandos. Son las dendritas que buscan los radiólogos o el patólogo para certificar el carácter maligno de la lesión. Esas prolongaciones negras e «infiltrantes» son las que busca el dermatólogo para diagnosticar melanoma.

Otra particularidad invariable: *el cáncer es duro*. Cuando el médico procede a un examen para detectar la naturaleza de una masa, lo primero que estudiará es su consistencia. Una glándula es blanda al tacto, pero un cáncer es duro. Hasta tal punto es duro que en la jerga estudiantil de medicina se dice que es «una piedra».

Otro punto invariable: *la célula cancerosa es básica* (alcalina). Cuando el patólogo recibe la pieza de exéresis quirúrgica (una biopsia, por ejemplo), la corta en finas láminas, la tiñe con un colorante y la analiza al microscopio. Concebidos en el siglo XIX, estos colorantes ácidos tienen la particularidad de permitir visualizar las zonas alcalinas (las células cancerosas se colorean con pigmentos ácidos justamente porque son alcalinas). En efecto, el cáncer es básico. ¡Y ésta es una constante aún muy ignorada! El medio en que se baña la célula es, por el contrario, ácido, porque el cáncer secreta ácido láctico. Volveremos a este respecto más adelante.

Y finalmente, como ya hemos visto anteriormente, *el cáncer se nutre de azúcar*. A partir de esta constatación, cuando el oncólogo quiere verificar la naturaleza cancerosa del tumor o hacer un seguimiento de la eficacia del tratamiento, inyecta glucosa (azúcar) radiactiva. A esa azúcar se le añade un átomo de flúor radiactivo fabricado en un ciclotrón (un acelerador de partículas). Como el azúcar y el flúor no pueden separarse, el médico podrá seguir con facilidad el camino que lleva el azúcar en el organismo. El azúcar (para ser más preciso, se trata de desoxiglucosa), marcado con flúor 18, será rápidamente captado por las células cancerosas, que son muy golosas. En comparación con los tejidos sanos, el tejido canceroso ingiere diez veces más glucosa: ésa es toda la clave del misterio. Volveremos también a ello.

A riesgo de ser reiterativo, insisto en el hecho de que estas cuatro características son también los cuatro pilares, los cuatro puntos cardinales de la brújula de todo oncólogo. Están presentes en todos los tumores, sea cual sea el origen y la causa de la enfermedad. Por otro lado, cuanto más «maligno» es el cáncer, más fractal es su forma. Es también uno de los parámetros de evaluación del grado histopatológico, herramienta para medir la progresión del tumor.

En resumidas cuentas: cuanto más duro, más alcalino y más goloso sea el cáncer, más agresivo resulta.

El efecto Warburg:
La verdadera causa del cáncer

Louis Pasteur (1822-1895), el gran científico francés, trabajó sobre la levadura de cerveza. La levadura de cerveza permite la fermentación. Para aumentar el número de microorganismos y acelerar la fermentación, Pasteur tuvo una idea: disminuyó la cantidad de oxígeno. Las levaduras empezaron a captar azúcar y se multiplicaron.

En efecto, no se puede transformar la glucosa en energía, las células crecen, fermentan y, bajo el efecto de la fermentación, se dividen sin cesar. «La fermentación es la vida sin aire» parafraseando la célebre fórmula de Pasteur.

Otto Warburg (1883-1970) fue un médico, bioquímico alemán, premio Nobel de Fisiología en 1931, gracias a su descubrimiento de la naturaleza y del modo de operar de la enzima respiratoria. Leyó a Pasteur.

Nuestro premio Nobel estaba convencido de que la fermentación era la causa del cáncer. Lo que descubrió Otto Warburg fue que las células cancerosas fermentan. Como las levaduras privadas de oxígeno, captan glucosa y proliferan. Pero, a diferencia de las levaduras, que dejan de multiplicarse en presencia de oxígeno, la célula cancerosa puede fermentar aun con presencia de oxígeno. Y como la célula cancerosa capta más glucosa de la que puede quemar, la expulsa en forma de ácido láctico.

Para Otto Warburg, el cáncer es una enfermedad del metabolismo. Al contrario que la diabetes, en que la célula no puede captar la glucosa porque no tiene suficiente insulina, el cáncer nada en azúcar. El cáncer es una enfermedad de la digestión celular y, más precisamente, de la digestión del azúcar.

A principio de los años 1920, los científicos alemanes demostraron que la célula tumoral captaba cantidades importantes de azúcar que no conseguía quemar en su totalidad. Entonces la expulsaban en forma de ácido láctico, es decir, de azúcar parcialmente degradada. El mismo fenómeno se puede observar en un músculo sometido a un esfuerzo: el músculo capta glucosa, pero si no tiene suficiente oxígeno para quemarla, la devuelve a la sangre en forma de ácido láctico, y algunos científicos sospechan que es la causa de las agujetas.

Sin embargo, a diferencia del músculo, el aporte de oxígeno en reposo no disminuye la secreción de ácido láctico por parte de la célula cancerosa. Estas ideas no son nuevas: datan de los años veinte. Otto Warburg comprendió que el mecanismo estaba bloqueado y que la mitocondria no funcionaba normalmente.

El biólogo afirmó: «El cáncer puede tener múltiples causas. Todas convergen en la mitocondria [que él llamaba "gránulo"]. La mitocondria está lesionada. El cáncer no puede quemar el azúcar y secreta ácido láctico incluso en presencia de oxígeno».

El cáncer no es más que eso, y Otto Warburg lo comprendió rápidamente hace casi un siglo.

Volvamos a los parámetros invariables en todo cáncer. Hemos visto que la célula se ve incapaz de quemar. Se contenta con sacar un poco de oxígeno rompiendo la glucosa (seis carbonos) en dos piruvatos (3 carbonos). No puede ir más lejos, ahí se queda. Warburg puso nombre y describió este proceso de «glucólisis anaeróbica»:[1] en lugar de producir 32 moléculas de ATP por molécula de glucosa, la síntesis sólo produce 2. La productividad cae en picado (*véase* la siguiente página).

La mitocondria quema y produce energía, agua y gas carbónico, ya lo sabemos. El gas carbónico no es un gas inerte: combinado con agua, produce ácido carbónico. Y, como han demostrado los científicos especialistas en clima, el exceso de gas carbónico es responsable de la acidificación de los océanos. Del mismo modo, si la mitocondria está lesionada en el cáncer, no acidificará la célula. La célula cancerosa aparecerá alcalina y roja a los ojos del patólogo (especialistas en el análisis de tejidos), porque la colorean (con un pigmento ácido y rojo). Al microscopio, la célula cancerosa se verá más alcalina, con un núcleo más grande, los cromosomas más desplegados por estar menos condensados.

---

1. La glucólisis es la forma de transformación de la glucosa en energía; anaeróbica significa que lo hace en ausencia de oxígeno.

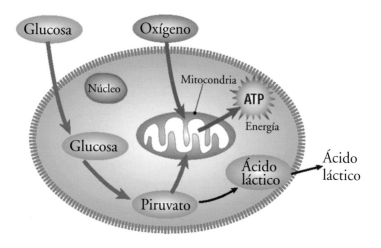

Célula sana: *la mitocondria funciona, la energía se crea a partir de la glucosa.*

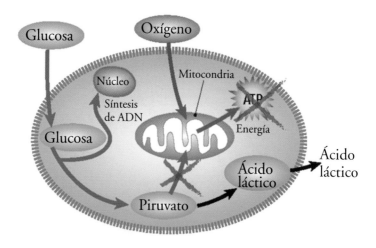

Célula cancerosa: *la mitocondria está dañada; la célula no puede quemar la glucosa para conseguir energía. La glucosa se utiliza para sintetizar ADN y proteínas (vía síntesis) y se excreta ácido láctico en exceso. Es el efecto Warburg.*

Las cargas alojadas en la pared de la membrana serán menos numerosas porque a la célula le falta la energía para mantener los gradientes. La célula cancerosa será más grande porque el agua ocupa todo el espacio.

Para sobrevivir, la célula cancerosa no tiene más remedio que abrir grandes poros para captar azúcar. Es lo que observa el oncólogo en el PET-Scan cuando inyecta glucosa radiactiva a su paciente. Como la célula sintetiza a partir de la glucosa para crear un poco de energía y sobrevivir, se agranda y acaba dividiéndose, como ya explicamos. Pero también sabemos que esa célula no puede quemar bien, lo cual aumenta la presión en el espacio confinado del órgano en que se encuentre. Bajo dicha presión, el cáncer se vuelve duro. La célula tumoral comprimida se verá empujada a escapar del epitelio que la vio nacer. Como un animal encerrado en un espacio minúsculo, no tiene más opción que escapar como pueda.

Podríamos comparar el epitelio con los adoquines que aún pavimentan algunas calles. Y bajo los adoquines-epitelio sabemos que no hay arena de la playa…, pero sí la luz de los órganos (bronquios, vejiga, tubo digestivo, etc.). El cáncer se organiza como en las barricadas de 1968: apilando adoquines antes de propagarse a los tejidos adyacentes, formando imágenes fractales (estrelladas) de las que ya hemos hablado. Ese tipo de cáncer se propagará a distancia mediante metástasis que colonizaran otros tejidos lejanos, como el hígado o el cerebro o los huesos.

En resumen, el cáncer es el resultado de una mitocondria ineficaz. La célula no puede quemar y crece en exceso. No produce ATP ni gas carbónico. El cáncer es solamente eso.

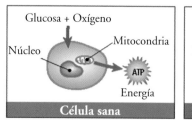

Glucosa + Oxígeno

Núcleo

Mitocondria

ATP

Energía

Célula sana

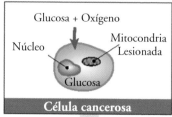

Glucosa + Oxígeno

Núcleo

Mitocondria Lesionada

Glucosa

Célula cancerosa

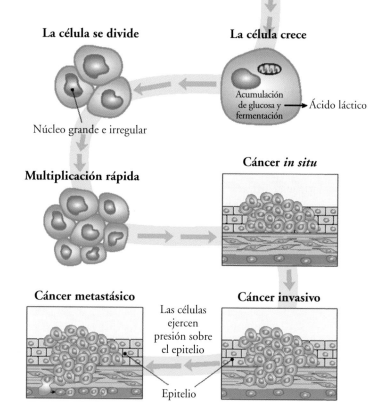

La célula se divide

Núcleo grande e irregular

La célula crece

Acumulación de glucosa y fermentación ⟶ Ácido láctico

Multiplicación rápida

Cáncer *in situ*

Cáncer metastásico

Las células ejercen presión sobre el epitelio

Cáncer invasivo

Epitelio

Mecanismo de desarrollo de un cáncer.

7

Una pista paralela: la acidificación

Volvamos al efecto Warburg descrito anteriormente. El ácido láctico es excretado de la célula cancerosa al espacio extracelular. Por lo tanto, el espacio extracelular se vuelve ácido. Todo cocinero sabe que es posible cocer la carne al fuego o adobándola en un ácido. De ese modo se hacen los boquerones en vinagre, por ejemplo: poniéndolos a adobar en vinagre. La acidificación que baña al cáncer le permite «cocer» y digerir los tejidos adyacentes. De ese modo podrá clavar con facilidad sus dendritas y ganar espacio para crecer.

Recuerdo, nuevamente, que la célula cancerosa es alcalina (básica), cosa que a menudo se olvida. El pH de una célula normal oscila entre 6,8 y 7,2, mientras que el de una célula cancerosa está entre 7,2 y 7,4. Los antiguos estudiantes asiduos a las clases de química recordarán que el pH[1] es una escala cologarítmica. Cuanto más elevado sea el pH menos iones protones[2] tiene en la sopa celular y más alcalina será la célula;

---

1. El pH es una medida de la actividad química de los iones de hidrógeno H⁺ en solución.
2. Los iones protones son los H⁺, el núcleo de hidrógeno privado de sus electrones. Sólo está constituido de una única partícula elemental: el protón, de ahí su nombre «ion protón». El ion es una partícula cargada eléctricamente.

cuanto más bajo sea el pH, más protones habrá y más ácida será la célula. Cuanto más agresivo es el cáncer, más resistente será al tratamiento con quimioterapia y más alcalino será. Las cifras son importantes porque es un umbral, por debajo del cual (cerca del 7,2) una célula no es capaz de dividirse porque el ADN no se puede duplicar. Un equipo de Niza publicó, hace más de veinte años, unos resultados extraordinarios. Los investigadores aislaron células de la dermis (una de las capas de la piel). Las células se dividieron, pero aquellas cuyo pH estaba por debajo del umbral de 7,2 se quedaron inertes. El agua normal tiene un pH de más o menos 7, por debajo sería ácida. Los iones H^+ hacen bajar el pH y la solución se vuelve más ácida.

La regulación del pH es un fenómeno complejo que sólo comprendemos parcialmente. Para simplificar, digamos que existen unas bombas en las paredes de la membrana citoplasmática, como pasa en las células estomacales. Dichas bombas excretan protones, es decir, ácido. Como los jugos gástricos presentes en el estómago tienen un pH muy ácido (del orden de 1) el bolo alimenticio puede ser degradado y digerido por el intestino cuando llegue a él. Pero en ocasiones sucede que dicho ácido perfora el moco que protege la pared estomacal y llega a atravesarla. Eso es lo que llamamos úlcera. Actualmente no se necesita cirugía para el problema de las úlceras. Lo que se hace es prescribir medicamentos (se llaman inhibidores de las bombas de protones). Así los jugos gástricos son menos ácidos y dejan de digerir la mucosa estomacal. Es un tratamiento tan simple como eficaz.

Algunos investigadores han intentado utilizar los inhibidores de la bomba de protones para disminuir la acidez que reina alrededor el tumor. Observan, entonces, una regresión del cáncer. Otros han combinado los inhibidores con la quimioterapia. Diversos ensayos demuestran que la tasa de respuesta mejora. Pero los inhibidores de las bombas de protones se fabricaron, originalmente, para limitar la acidez de los jugos gástricos. Existe un enorme mercado para el omeprazol, una molécula de gran provecho y uno de los primeros *blockbusters* de la industria farmacéutica. El omeprazol es suficientemente poderoso para disminuir la acidez en el exterior de la célula y tratar las úlceras. Pero no es lo bastante potente como para bajar la alcalinidad dentro de la célula y, por ende, tratar el cáncer. Y nuevamente, a falta de un solo medicamento lo bastante fuerte, tenemos que ir combinando varios.

Un equipo de investigadores españoles ha trabajado mucho al respecto. Informan sobre muchos casos de remisión inesperada. Hasta donde yo sé, dichos casos no han sido publicados en forma de artículos. Han intentado combinaciones de medicamentos. Yo, personalmente, no he testado su aproximación, pero parece lógica y portadora de esperanza. Aquí presento la posología:

- Amiloride: 10 a 40 mg tres veces al día. Este diurético bloquea la bomba que dejar salir el protón ácido para dejar entrar otro ion, el de potasio.
- Un inhibidor de la bomba de protones, por ejemplo, el omeprazol: 20 a 40 mg al día.
- Un inhibidor del anhídrido carboxílico, por ejemplo, acetalozamida (Diamox): 250 mg al día. Es un tratamiento del glaucoma que inhibe la formación del ácido carbónico.

Aquí tenemos, pues, pistas interesantes que requieren testarse en animales. Si los resultados son positivos, este tipo de tratamiento deberá probarse en el hospital. Aunque se trate de moléculas viejas, las interacciones medicamentosas son siempre posibles.

Finalmente, habrá que verificar que dichas asociaciones medicamentosas bajan el pH suficientemente. Pensamos que es probable, sin haber podido hasta el día de hoy, demostrarlo.

8

El tratamiento metabólico

Hay experiencias que me gusta explicar a mis alumnos. No son recientes; se han olvidado o nunca se llegaron a comprender. Recuerdo que diversas publicaciones que hablaban de experimentos en los que se quiso trasplantar un núcleo canceroso a una célula sana. Y la célula resultante era completamente benigna. Lo contrario también funciona: se introduce un núcleo sano en una célula cancerosa y el resultado es una célula maligna. Por lo tanto, parece que el núcleo de la célula y los genes no juegan un papel clave en lo que, hasta ahora, muchos consideraban una enfermedad propia del genoma.

Reiniciar la mitocondria

Otros investigadores han llevado la experimentación más lejos (antes ya he aludido a ellos) inyectando, en las células cancerosas, mitocondrias sanas. ¡Y el carácter canceroso desaparece! La célula respira de nuevo y deja de multiplicarse como una loca. Un siglo después de los trabajos conducidos por Warburg y su equipo, se ha vuelto a demostrar que el cáncer es una enfermedad de las mitocondrias y no del genoma.

Hemos visto que la célula sana está concebida para sintetizar y para quemar. Quema los derivados del azúcar para transformarlos en energía o para crecer y dividirse, activando o no las mitocondrias. Pero si la mitocondria está lesionada o si no recibe el alimento adecuado, se verá obligada a utilizar un sistema menos eficaz para fabricar la energía requerida: la síntesis. Y como sintetiza, engorda y se divide. El cáncer es eso. La mitocondria se seca porque está desconectada del citoplasma. ¡Así que el cáncer es un problema de fontanería!

Para evitar que el cáncer crezca, bastaría con reiniciar la actividad de las mitocondrias cuando aún sea posible. Desgraciadamente no es posible inyectar mitocondrias en los cánceres de los pacientes; por eso hay que encontrar el modo de curarlas, con medicamentos baratos que ya estén en la farmacopea europea y que no presenten peligros mayores. Volveré sobre este tema.

La siguiente es una explicación en la que Walburg no había pensado… Existe una enzima (proteína con propiedades catalíticas, capaz de orientar una reacción) llamada piruvato deshidrogenasa (PDH) que permite el paso del piruvato (un derivado del azúcar) hacia la mitocondria. Si se bloquea la PDH, ese derivado del azúcar no puede ser consumido por la mitocondria. La acumulación y estancamiento de PDH tomará otro camino y será excretado en forma de ácido láctico *(véase la página 68)*. He aquí la explicación del efecto Walburg. Otra vía metabólica también puede abrirse (la vía de la síntesis o de pentosas fosfatos, para los médicos), que permite la síntesis de todo lo que permite agrandar la célula (ADN, proteínas…). La desconexión de la mitocondria a causa de la PDH desactivada provoca el crecimiento tumoral.

La PDH no es una hormona corriente, es un complejo de múltiples subunidades… lo que se dice una pesadilla para cualquier bioquímico. Uno de los cofactores[1] de este complejo es un

---

1. Un cofactor es una molécula que permite que funcione una enzima. Sin el cofactor, la enzima está inactiva.

medicamento frecuentemente prescrito en Europa del Norte, el ácido lipoico. La adición de ácido lipoico estimula la PDH y el piruvato es, entonces, degradado por la mitocondria, que estaba «desconectada». Decenas de publicaciones científicas describen la eficacia antitumoral de este medicamento.

Si la mitocondria vuelve a funcionar, producirá energía para que la célula queme. El crecimiento se detendrá.

Lo malo es que, en el caso del cáncer, la mitocondria tumoral «huye». El citrato (ácido llamado así porque está muy presente en los cítricos, particularmente en el limón) sale de la mitocondria para llegar al citoplasma que la envuelve. Para colmatar la brecha, se necesita bloquear otra enzima clave, el citrato liasa con hidroxicitrato.

Si el lector no científico se abstrae de los términos técnicos, la demostración es muy simple. Sin embargo, se han necesitado más de diez años para de descubrirlo y más años de experimentación para demostrarlo, con el sacrificio de más de 15.000 ratas. Aclaro a las personas sensibles que la investigación médica no nos permite, de momento, pasar de la experimentación con animales, aunque se intenta evitar todo lo posible el uso de animales, sobre todo roedores, que constituyen 4/5 de las cobayas empleadas en investigación.

La inyección de células tumorales en ratas se transforma en un tumor palpable en pocos días, y la rata muere en pocas semanas. Un tratamiento con ácido lipoico o con hidroxicitrato, aisladamente, tuvo poco efecto. Por el contrario, la combinación de ambos productos resulta extremadamente eficaz a la hora de ralentizar el crecimiento de todos los cánceres (vejiga, colon, pulmón, melanoma cutáneo…). Hemos descubierto un nuevo parámetro invariable y dicho resultado se ha confirmado por otros.

Efecto de la combinación de ácido lipoico + hidroxicitrato, en la esperanza de vida de ratas afectadas por un carcinoma de vejiga.

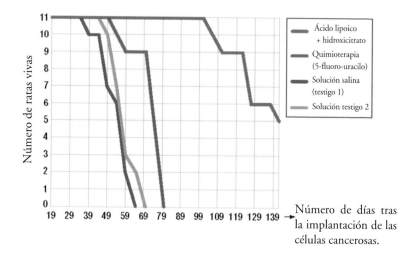

La combinación de ácido lipoico-hidroxicitrato frena el desarrollo del tumor y permite doblar la esperanza de vida en relación a las ratas tratadas con quimioterapia.

Ensayos terapéuticos

Como cualquier otro ciudadano, el médico tiene que respetar la ley: sólo puede hacer ensayos terapéuticos en el marco reglamentado de las instituciones. Ahora bien, hay otra ley, no menos importante, que estipula la «asistencia a cualquiera que esté en peligro».

Cuando un médico sabe que pierde a un paciente, pero piensa que un tratamiento puede prolongarle la vida en buenas condiciones, debe intentar hasta lo imposible. Y con eso se encuentran cada día los oncólogos, que se ven entre la espada y la pared y cuyos tratamientos, más de la mitad, se tienen que salir fuera del rígido marco de la autorización legal (AMM).

Como reacción a mi anterior libro, *Cancer, guérir tous les malades?*,[2] los enfermos diagnosticados como incurables, se levantaron pidiendo no lo imposible, pero sí un poco de esperanza. El paciente, como el soldado, está dispuesto a morir en combate, pero no quiere que su vida se acabe en vano, en batallas inútiles y perdidas de antemano.

Personalmente, decidí atravesar el Rubicón, no sin miedo e insomnio.

No podía resignarme a aceptar que los enfermos condenados a morir fuesen enviados a sus casas –con más o menos contemplaciones a través de una medicina impotente– para morir lejos del hospital. Yo no escojo entre mis pacientes, pero sí que les pido que sean conscientes de los riesgos que corren siguiendo una terapia experimental e innovadora. Nunca he formalizado su compromiso con un documento jurídico. Todos tenemos claro que ellos corren un riesgo y yo también, pero, como adultos responsables, hemos tomado una decisión y estamos preparados para asumir las consecuencias.

Nunca he pensado que ponía la vida de mis pacientes en peligro prescribiéndoles una asociación de ácido lipoico e hidroxicitrato. Legalmente, el ácido lipoico es, a la vez, un medicamento (existe en forma intravenosa) y un complemento alimentario en forma oral. El hidroxicitrato se vende como complemento alimentario. Estas dos moléculas se prescriben separadamente a centenares de miles de personas.

El ácido lipoico tiene más de cincuenta años. Es un tratamiento eficaz contra las complicaciones de la diabetes, cuyos efectos se ven confirmados por múltiples ensayos. Lo encontramos fácilmente en los comercios como complemento alimenti-

---

2. Ediciones Hugo & Compagnie, 2013.

cio (en forma oral). Sin embargo, en Francia no se encuentra en forma intravenosa. Sin titulación alguna, ningún industrial francés quiere meterse en el berenjenal de producir un medicamento sin la seguridad de un «monopolio legal».

Contrariamente a lo que la gente cree, el hidroxicitrato no hace adelgazar. Aun así, se vende para quitar el hambre. Aconsejo a mis pacientes la misma dosis que para otras enfermedades, no por criterios científicos, sino por prudencia. Los colegas italianos hicieron lo mismo y observaron, al mismo tiempo, ausencia de toxicidad y resultados inesperados, que publicaron en una revista con comité de lectura.

Moléculas no tóxicas y baratitas

En el tratamiento metabólico del cáncer (resumido en la página 101), la posología es la siguiente:

- Ácido lipoico: 600 g en inyección intravenosa lenta.
- Hidroxicitrato: 500 g en comprimidos, mañana, tarde y noche.

Mis pacientes han encontrado el modo de hacerse inyectar ácido lipoico. La mayoría de ellos, cancerosos de largo recorrido, tenían ya una cámara implantable, que facilita la inyección intravenosa. Por razones prácticas, es difícil aconsejar una inyección diaria de ácido lipoico. También existen comprimidos, en ese caso aconsejo tomar 800 g mañana y noche.

El hidroxicitrato se encuentra en parafarmacias o en Internet. Se extrae de una fruta exótica, la *Garcinia cambogia* o tamarindo de Malabar. Se parece a una calabaza y es rica en hidroxicitrato. Hoffmann-La Roche, el gran laboratorio suizo, lo propuso para tratar la obesidad hace cuarenta años. La ausencia de eficacia en esta indicación hizo que se detuviera su comercialización.

No existe, en el comercio, hidroxicitrato puro. Los pacientes se veían obligados a tomar un complemento alimenticio con un 60 por 100 de hidroxicitrato, el 40 por 100 restante era sal y excipientes.

Este tratamiento no tiene efectos secundarios importantes. Algunos pacientes se quejan de malestar fugaz durante la perfusión. Se observó una crisis epiléptica en una paciente con múltiples metástasis cerebrales. Dos pacientes perdieron peso (menos del 5 por 100 de su masa) y lo recuperaron rápidamente. ¡Y nada más que destacar, afortunadamente! Cerca de dos años y medio después, de los once pacientes, cinco siguen vivos. Está muy bien si consideramos que todos ellos fueron mandados a casa a morir.

Al principio, intenté tratar a los pacientes incurables con un solo tratamiento metabólico. La enfermedad se ralentizaba, pero, desgraciadamente, los pacientes recaían. Entonces, con la ayuda de Norbert Avetyan, otro oncólogo parisino, combinamos esta aproximación con bajas dosis de quimioterapia o radioterapia.

Contrariamente a la historia habitual de los enfermos de cáncer, añadir bajas dosis de quimioterapia oral les ha permitido sobrevivir en condiciones aceptables. No es la panacea, pero sí es un gran progreso.

Este trabajo no ha sido un largo río de aguas tranquilas. Los enfermos llegaban con sus esperanzas y me aportaban sus propias experiencias. Entre ellos, encontré un médico en la sesentena, establecido cerca de Bar-le-Duc, Mosa, que presentaba un cáncer metastásico de hígado y huesos. Como pasa en el 10 por 100 de los casos, el tumor primitivo ni se encontraba. Este médico tenía un buen estado general, pero no soportaba la quimioterapia después de sufrirla durante dos años seguidos. El tratamiento metabólico fue eficaz por un tiempo. Apasionado de la dietética, me habló de un régimen cetógeno (que explico en la página 88). La asociación de esta dieta pobre en azúcar con el tratamiento metabólico detuvo el cáncer hasta que las metástasis hepáticas empezaron a proliferar. Añadiendo una quimioterapia suave (Xeloda) hubo una nueva regresión de la enfermedad. Este paciente sobrevivió tres años.

Como vemos, es difícil sacar conclusiones con estos pocos casos. Sólo los ensayos clínicos llevados a cabo según las normas internacionales podrán arrojar cifras indiscutibles.

A día de hoy, lo que sé es esto:

- Entiendo que la auténtica revolución del tratamiento metabólico concierne a los tumores cerebrales, particularmente al más violento de todos: el *glioblastoma*. La esperanza de vida es de pocos meses. Los pacientes a los que he aconsejado el tratamiento metabólico, combinado con el tratamiento clásico –por poco bien que se encuentren de estado general, es decir, que sean capaces de tomar el tratamiento metabólico– consiguen vivir bien varios años más. Los pacientes con metástasis cerebrales también. No sé por qué, pero el éxito es más claro para estos pacientes.
- Cuando el tratamiento metabólico se combina con terapias específicas (Tarceva, Iressa), el porvenir de los pacientes con *cáncer de pulmón* se transforma.
- Para otros tumores, la asociación del tratamiento metabólico con una dieta cetógena y una quimioterapia oral suave permite librarse de la quimioterapia más dura.

Quiero repetirlo: es una nueva aproximación a la enfermedad. Es el momento de confirmar o negar estos resultados tan esperanzadores con ensayos clínicos rigurosos.

Las moléculas que desarrollamos no son tóxicas y son económicas. Hay que contar unos 200 € por paciente, mientras que los otros productos anticancerosos (como los de Sanofi, que acaban todos en MAB, por Monoclonal AntiBody (anticuerpos monoclonales) ¡salen por 150.000€ al año!

Es fácil criticar nuestro recorrido, muy empírico. He intentado, con todas mis fuerzas, convencer a mis colegas y a las más altas instancias institucionales para llevar a cabo ensayos. Finalmente conseguí dar un paso positivo y ha resultado que las ratas responden bien al tratamiento. Nuestros resultados han sido reproducidos y confirmados, la lógica científica ha caído por su propio peso.

Los medicamentos están disponibles a buen precio y no son tóxicos. Sin embargo, aún no he llegado a convencer al conjunto de la comunidad científica sobre su interés. He añadido este fracaso al conjunto de mi perfil atípico y he dejado en manos de mis compañeros la batalla. Tampoco están teniendo más suerte que yo.

Siempre nos podremos reprochar la falta de rigor, la ausencia de dosis sanguíneas y acarrear con todo tipo de acusaciones, pero una cosa está clara: tenemos pacientes que sobreviven y pueden dar fe de la eficacia del tratamiento. Lamento que nuestros pacientes se encuentren en una postura delicada, a veces al límite de la legalidad, para conseguir los medicamentos que les salvan la vida. ¡Como si el cáncer en sí mismo no fuera ya un drama suficiente!

Por otra parte, al científico que soy le hubiera gustado comprender por qué ciertos cánceres no responden al tratamiento. He intentado subir la dosis de ácido lipoico a los algunos enfermos. Preconicé una perfusión de 600 mg por la mañana y otros 600 mg por la noche (por lo tanto 1200 mg al día, en vez de 600). Pero como los pacientes no hacían más que vomitar, detuve el intento.

El ácido lipoico no es más que uno de los cofactores del piruvato deshidrogenasa. Vuelve a encender la luz de la enzima ¡si es que existe aún! A veces pasa que la enzima ya no funciona, ni en presencia de su cofactor. Puede haber desaparecido, puede haber mutado o puede haberse desactivado. La mitocondria que intento reactivar puede haber desaparecido o no ser funcional. Ésas son verdaderas preguntas que deberían encontrar respuesta.

No me extenderé en las sutilidades del piruvato deshidrogenasa o del citrato liasa... Son interesantes, sí, pero mi propósito es, ante todo, hacer comprender, de la manera más concisa y simple que permita la ciencia, qué es el cáncer y cómo curarlo.

El ácido lipoico o el hidroxicitrato son moléculas de una vida media corta. Probablemente, existen mejores productos y los investigadores intentan encontrarlos o fabricarlos. Por ejemplo, existe una copia de ácido lipoico, el CPI 613, desarrollado por la compañía americana Threshold Pharmaceuticals. Pero seguro que no será tan barato como ahora y lo más probable es que los enfermos mueran antes de haberlo podido probar.

UN ÁMBITO DE INVESTIGACIÓN
EN PLENA EXPANSIÓN

En 2004, escribí mi primer libro técnico sobre el cáncer (Cancer: between glycolysis and physical constraint, Springer Heidelberg). No me atreví a nombrar el metabolismo en el título, por ser aún un sujeto demasiado novedoso. Sin embargo, describí ya el cáncer como una consecuencia de la inactivación de la mitocondria. Ese año, 15.000 publicaciones escritas por científicos en revistas internacionales hablaban del metabolismo tumoral. En 2015, la cifra se había doblado.

Hoy en día, el papel clave del metabolismo en el cáncer ya no se discute. Se admite que todos los cancerígenos, ya sea tabaco, productos químicos o virus, inducen el cáncer perturbando el metabolismo de la célula. Está ya claro que el objetivo de los oncógenos, esos genes que inducen cáncer, son las vías metabólicas. Hubo decenas de congresos sólo en el año 2015 hablando sobre el metabolismo tumoral. Los equipos más punteros al respecto son los de Vikas Sukhatme (Harvard Medical School, Boston), Thomas Seyfried (Boston College), Peter Pedersen (John Hopkins University School of Medicine, Baltimore), Sybille Mazurek (Université de Giessen, Alemania), y Jacques Pouyssegur (CNRS) y Guido Kroemer (Instituto Gustave Roussy).

El propósito no es citar todos los laboratorios que trabajan en este tema, sino hacernos una idea de la ola creciente que pronto será una ola rompiente. Estos investigadores no son unos fans de la mitocondria. Muchos de ellos son biólogos moleculares que se han vuelto hacia las sutilezas de la mitocondria, mientras analizaban los genes concretos que podían inducir el cáncer.

Paralelamente a estas investigaciones fundamentales, los clínicos, por su parte, también se fijaron en el metabolismo tumoral. Algunas moléculas nuevas actúan específicamente sobre el metabolismo (Afinitor, en farmacia, principio activo everolimus), por ejemplo, los inhibidores de quinasa como el célebre Glivec. Otros intentaban «reactivar» las mitocondrias de algún modo específico, como con el ácido lipoico, una enzima clave: el piruvato deshidrogenasa. Y otros se interesaban en el metabolismo tumoral a través de dietas anticáncer, siendo el trabajo más interesante el de Thomas Seyfried, en Boston.

9

Qué terapias asociar
al tratamiento metabólico

Este tratamiento metabólico no es la panacea. No impide la progresión de los cánceres más violentos. He intentado completarlo con otros tratamientos, ya sean terapias específicas de lo más moderno, dietas cetógenas y, más recientemente, metformina.

Terapias específicas

Cuando las mitocondrias, ya enfermas de cáncer, se ven agredidas por la quimioterapia, la respiración celular se debilita aún más. El pH aumenta, el interior de la célula se vuelve más alcalino y el crecimiento es imparable. Cuantas más mitocondrias lesionadas haya, más rápido es el crecimiento, la tasa de ATP es más baja y la alcalinidad en la célula es mayor. Si la mitocondria está muy dañada por culpa de una quimioterapia agresiva, la enfermedad se hará más difícil de tratar en caso de reincidencia. Imposible reactivarla, la mitocondria ya no podrá hacer su trabajo.

Las terapias específicas no lesionan las mitocondrias, por lo tanto, son compatibles. Algunas moléculas nuevas pueden bloquear el acceso de los factores de crecimiento a las células tumorales. Al principio, los factores de crecimiento del cáncer no se conocían. Recordemos el EPO. Esa sustancia aumenta la producción de glóbulos rojos, por eso los ciclistas la adoran. El EPO estimula también el crecimiento de las células, por eso es tan peligroso y se considera cancerígeno. Frecuentemente, el cáncer secreta sus propios factores de crecimiento. Bloquearlos es contribuir a aumentar el hambre del cáncer, dado que esos polipéptidos son ricos en energía, «son carne picada», que diría un amigo mío.

Existen numerosos medicamentos que bloquean el acceso de esos factores al cáncer o que impiden su digestión. Usarlos tiene sentido. Siempre y cuando no destruyan las mitocondrias. Ello contribuye a fusionar dos aproximaciones, una salida de la industria y la nuestra propia. Así evitamos al paciente, a menudo desamparado, decepcionar al terapeuta.

El régimen cetógeno

Como hemos visto, el cáncer resulta de un rendimiento energético muy débil. La mitocondria puede ser nutrida con piruvato (es decir, azúcar, siendo el piruvato uno de sus derivados, como hemos visto en la página 48) pero también con grasas. La ventaja es que el metabolismo de las grasas no pasa por el estrecho cuello estrangulado del piruvato deshidrogenasa (PDH). El régimen rico en materias grasas se llama régimen cetógeno.

El régimen cetógeno es una solución terapéutica será y esperanzadora. Esta forma de alimentarse reposa en un consumo rico en grasas, limitado en proteínas y casi nulo en azúcares (tanto si son de elevado como de bajo índice glucémico).[1] La degra-

---

1. Un azúcar puede tener un índice glucémico alto y subir rápida y violentamente las tasas de azúcar en sangre, cosa que no sucede cuando el índice glucémico es bajo.

dación de los ácidos grasos por el hígado produce cuerpos cetónicos (o cetonas), de ahí el nombre de la dieta. Entre los cuerpos cetónicos, el butirato (inspirado en el nombre de la mantequilla en griego) o acetona. Puede funcionar gracias a la glucosa o gracias a los cuerpos cetónicos. Éstos pueden reemplazar perfectamente al azúcar como carburante cerebral *(véase* el esquema de la página siguiente). Se puede vivir perfectamente bien sin consumir casi azúcar. De hecho, es lo que hacían nuestros ancestros, que no conocían ni la caña de azúcar ni la remolacha, aunque apreciaban la miel y las uvas.

En la antigua Grecia, Hipócrates[2] ya trataba a las personas epilépticas con una dieta sin azúcar y baja en grasas. En la actualidad aún se trata con esta dieta a los enfermos de epilepsia que no responden bien a la farmacopea existente.

2. Circa 460 a 370 a. C.

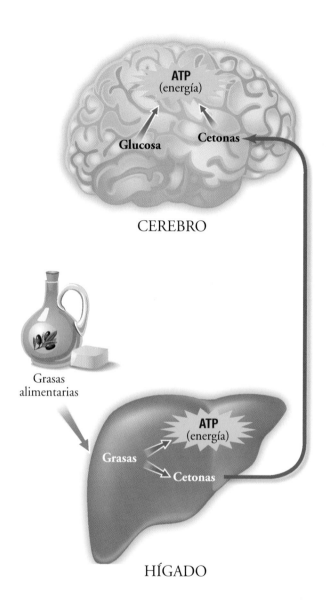

En ausencia de azúcar, el hígado utiliza las grasas para producir cetonas que serán utilizadas como carburante.

No sabemos explicar exactamente cómo funciona, pero ¡funciona! Y los resultados son suficientemente probatorios como para que la mayor parte de los servicios de epileptología manden a sus pacientes a nutricionistas.

Privando al organismo de azúcar, la secreción de insulina –hormona que permite la entrada del azúcar en la célula– disminuirá. Tras más de cien años, tenemos ya publicaciones que demuestran el interés de esta dieta en los tratamientos del cáncer. Cuando se suprime el azúcar de la alimentación de las ratas, los perros y los gatos, se observa que sus cánceres evolucionan muy lentamente e incluso disminuyen.

El régimen cetógeno[3] no es precisamente placentero: no sólo hay que suprimir caramelos y dulces, sino el pan, la pasta, la mayoría de las frutas… Pero quedan algunos quesos, los aceites y los aguacates. Algunos pacientes consiguen llevar esta dieta, otros no pueden. Libros de recetas como *Céto Cuisine* de la dietista Magali Walkowicz, pueden ayudar a llevar esta dieta asociada a nuevas sensaciones gastronómicas. El enfermo puede seguir este régimen bajo control médico y hacerse controlar las tasas de azúcar en sangre y los cuerpos cetógenos en sangre y orina.

La metformina

En nuestro trabajo, hay una parte muy importante de empirismo. Hemos intentado sucesivamente combinar nuestra asociación de ácido lipoico y de hidroxicitrato a otros medicamentos.

---

3. Existen numerosos libros que explican el régimen cetógeno, como *Le Régime Cétogène contre le cáncer*, en Ediciones Thierry Souccar (2014).

Por ejemplo:
- La naltrexona en bajas dosis (4,5 mg)
- La digoxina con 250 mg
- El diclofenaco con 75 mg
- La metformina a altas dosis hasta 3 g

Con los primeros pacientes, asocié naltrexona en bajas dosis. Un colega americano, Burt Berkson, se dio cuenta de que la combinación de ácido lipoico (600 mg intravenosos) y naltrexona a 4,5 mg bloqueaba el crecimiento de un cáncer incurable de páncreas.

La naltrexona es un medicamento para el que se necesita prescripción. Se utiliza para combatir la adicción al alcohol o a la morfina (con dosis de 50 mg). Ahora sabemos, después de mucho tiempo, que dosis mucho más bajas son eficaces en el tratamiento de enfermedades tan diversas como el cáncer, el alzhéimer o la esclerosis por placas. Una vasta literatura, ensayos dirigidos y estudios más simples llevados a cabo con enfermos, así como testimonios de numerosos pacientes, están disponibles en Internet.

Parece que, a altas dosis, la naltrexona resulta tóxica y se corre el riesgo de que haga proliferar los tumores. A dosis inferiores a 5 mg el efecto es el inverso y los cánceres se inhiben. El mecanismo de acción no es fácil de interpretar, pero es probable que la naltrexona, a bajas dosis, disminuya la entrada de glucosa en el tumor.

La digoxina debe de ser de los tiempos de Matusalén, por lo menos. Sacada de la hoja de una flor de sotobosque, se prescribe para problemas con el ritmo cardíaco. Al ralentizar el corazón mejora el débito sanguíneo. Sus efectos podrían compararse a las limitaciones de velocidad que mejoran el tráfico en las rondas de las grandes ciudades durante las operaciones salida o regreso… Es un medicamento ciertamente eficaz, pero peligroso. Si el corazón es frágil y presenta problemas de ritmo, ralentizarlo puede resultar fatal.

La ventana terapéutica (que corresponde a la dosis suficiente para ser eficaz sin tener efectos secundarios peligrosos) es muy estrecha y el médico verifica frecuentemente las tasas sanguíneas de digoxina para evitar una sobredosis potencialmente mortal. Es un tratamiento eficaz bajo alta vigilancia, del que se benefician millones de personas en el mundo. La molécula es tan vieja que el tratamiento sólo cuesta unos pocos euros al mes.

La digoxina tiene numerosos efectos biológicos como el de disminuir la entrada de glucosa en las células cardíacas.

Existen algunas publicaciones científicas que afirma que la digoxina produce el mismo efecto en la célula tumoral que en la cardíaca. Por ejemplo, la toma de digoxina ralentiza la evolución de los cánceres de próstata.

Uno de mis colegas pidió financiación para un ensayo similar en caso de cáncer de piel (sarcoma de Kaposi), pero necesitó más de dos años entre la entrega del dosier y la inclusión de enfermos. El cáncer es una enfermedad rápidamente mortal, que no se acomoda a la burocracia ni a los retrasos de la administración. ¿Hay que recordarlo? Más que un recordatorio es una súplica de todos los profesionales que intentan ayudar a sus pacientes a seguir vivos, que se hace regularmente, y en vano, a los que tienen el poder para acelerar las cosas. El tiempo de los enfermos de cáncer no es el tiempo de los ensayos terapéuticos de los académicos. Su tiempo es corto.

El diclofenaco (vendido como Voltarén) es un antinflamatorio. Calma dolores y se prescribe mucho para los posoperatorios, por ejemplo, tras la ablación de un cáncer de mama. Un equipo belga comparó dos grupos de mujeres, todas ellas operadas por cáncer de mama. Unas fueron tratadas con Voltarén y las otras no. La mortalidad por metástasis, sobrevenida más tarde, disminuyó hasta la mitad. El escenario más probable es que las células tumorales dejadas en la circulación por la propia intervención quirúrgica no pudieron anidar y crecer porque el diclofenaco disminuyó la entrada de azúcar.

La metformina es otro medicamento antiguo. Una síntesis francesa tiene más de cincuenta años, aunque hace mucho tiempo que se la olvidó. En la actualidad es el tratamiento de referencia para la diabetes tipo 2 (Stagid o glucófago). Frena la ingestión de glucosa por el tubo digestivo, limita la síntesis de las grasas (esteatosis hepática) y el uso de glucosa por las células. La metformina tiene numerosos enfoques bioquímicos, lo que la convierte en la pesadilla de los farmacólogos.

Fundamentada en estudios llevados a cabo con millones de diabéticos desde los años 1980, es incontestable que la toma de metformina se asocia con un riesgo reducido de cáncer, pero los estudios de intervención son aún poco numerosos. Algunos ensayos que combinan metformina y quimioterapia demuestran un efecto positivo. Más de 200 ensayos están en curso y sus resultados son muy esperados. Igual que las otras moléculas mencionadas, este medicamento no es caro.

Recientemente hemos vuelto a las ratas para guiar nuestras elecciones clínicas. Nuevamente se han expuesto células en placas de Petri (*véase* la página 36) y después en animales. Siempre con el mismo procedimiento. Células cancerosas son cultivadas *in vitro* y luego inyectadas en un roedor. Diez días más tarde, aparece un tumor palpable en el lugar de la inyección. Quinientos animales cancerosos se dividen al azar en cincuenta grupos de diez ratas cada uno.

Cada grupo corresponde a un tratamiento concreto. Ninguna molécula tomada aisladamente (artemisina, digoxina, diclofenaco, metformina, naltrexona) ralentiza el crecimiento de los tumores.

Sin embargo, las asociaciones que contienen ácido lipoico, hidroxicitrato y metformina a altas dosis producen regresiones tumorales (*véase* página siguiente).

El ácido lipoico + hidroxicitrato + metformina a altas dosis, bloquea el desarrollo de tumores en ratas.

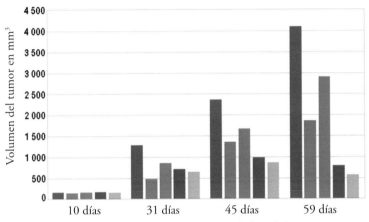

Número de días tras la implantación de las células cancerosas

- ■ Solución fisiológica (testimonio)
- ■ Quimioterapia (cisplatina)
- ■ Ácido lipoico + hidroxicitrato
- ■ Ácido lipoico + hidroxicitrato + metformina (alta dosis)
- □ Ácido lipoico + hidroxicitrato + metformina (alta dosis) + diclofenaco (alta dosis)

Bajo el efecto de la quimioterapia, el crecimiento del tumor se ralentiza. Bajo el efecto del tratamiento metabólico «ácido lipoico + hidroxicitrato + metformina», el tumor disminuye.

Añadir diclofenaco a esta asociación de tres sustancias favorece las regresiones.

Por eso yo experimento, en la actualidad, con la asociación de ácido lipoico + hidroxicitrato con metformina en pacientes voluntarios.

Epílogo

La curación al alcance de la mano

Ciertamente, el progreso de las investigaciones es incontestable. Pero siguen siendo muy parciales. ¡La realidad es que hoy en día se muere tanto de cáncer como hace 50 años! Si se tiene en cuenta el aumento de la esperanza de vida, la mortalidad por cáncer es muy elevada (150.000 muertos anuales sólo en Francia). La esperanza de vida de las personas afectadas por un cáncer incurable o muy difícil de curar (páncreas, cerebro, pulmón…) tampoco ha mejorado. En cuanto a la detección, a excepción del cáncer de cuello de útero (detectado por frotis), no ha permitido disminuir el número de decesos. Hay que rendirse a la evidencia: los avances terapéuticos no están a la altura. Sin embargo, tampoco son necesarios presupuestos desorbitados para la «causa». Una causa que podría parecer perdida visto este balance tan decepcionante como inaceptable, porque existen vías de solución.

Podemos proponer a los enfermos nuevos avances terapéuticos, cuya eficacia podría ser superior a la de la quimioterapia, pero con muchos menos efectos secundarios. Y nos queda la asignatura de dejar a los pacientes la libertad de escoger tratamiento, con conocimiento de causa y sin presiones del cuerpo médico. También habría que dar libertad a los médicos para acompañar a sus pacientes cuando éstos deciden seguir una vía poco habitual, lejos de la quimioterapia. Hemos llegado a un punto de no retorno. Ahora mismo debemos realizar ensayos clínicos con otras moléculas diferentes a las ya empleadas en la quimioterapia para enfrentarlos con los buenos resultados de la pista metabólica que hemos presentado en este libro.

Hay que atreverse a mirar a la verdad a la cara. Hay que atreverse a decidir. Hay que atreverse a no tener miedo. El cáncer es una enfermedad que aterroriza porque no se la comprende bien. Y cuando algo no se comprende, adquiere aires sobrenaturales, aires diabólicos. Si «Dios ha muerto» como decía Friedrich Nietzsche, el cáncer es la encarnación misma del diablo, según el imaginario popular. Matemos al diablo porque el cáncer no debe ser endemoniado. Por mucho que encarne nuestras angustias y nuestro pánico.

El cáncer sólo es una enfermedad. Una enfermedad fea, pero también simple. Una enfermedad de la digestión celular y hay que intentar de todo para corregir esa anomalía. Como hemos visto a través de estas páginas, la pista del metabolismo del cáncer es una vía prometedora también para curar a los enfermos de alzhéimer y a los de párkinson.

Así que sigamos esta pista y pasemos a los ensayos a gran escala. Para ello se necesita una gran voluntad colectiva, un auténtico apoyo de las instituciones y de los medios de comunicación. El apoyo de los enfermos y de sus familias, que pueden hacer presión y exigir su derecho a decidir libremente su tratamiento.

El éxito no depende sólo de nosotros, los científicos, sino de los ciudadanos responsables y dueños de sus vidas. El camino de la esperanza está ahí delante, pero necesita de todos nosotros. La curación está al alcance de la mano…, ¡tenemos que coger la salud con las manos!

El cáncer es, también, la historia de una ceguera general, un error colectivo de esos que hacen historia. Hace casi un siglo que los científicos comprendieron lo esencial y no le hicieron mucho caso. Nosotros no hacemos sino profundizar en lo que ellos descubrieron y proseguimos sus trabajos. Por mi parte, jamás he creído en conspiraciones. Pero sí que creo en el conformismo, en el conservadurismo y, lo que es peor, en la estupidez paralizante del individuo, en la cabezonería y en la ausencia de cuestionamiento del dogma que todos sabemos es falso. ¿Cómo se puede tener la indecencia de anunciar un éxito cuando la muerte reina a nuestro alrededor? ¿Dónde está el éxito si todos sabemos que hay un gran fracaso?

Hace mucho tiempo que el cáncer podría haber sido curado o, por lo menos, controlado. Pero nosotros mismos lo hemos hecho complicado. Mucho dinero, mucha corrección política y ya tenemos el resultado: hemos matado la auténtica investigación. Investigar significa aceptar los errores sabiendo que se puede triunfar. Investigar es poner en cuestión toda certeza, incluso las creencias, con espíritu de progreso científico. Basta con ver la cara de los pacientes para ver que ellos no creen en esta medicina que se disfraza de victoriosa. Pronto desaparecerán estas campañas de detección precoz para el cáncer de mama o de próstata: con detección o sin ella, se sigue muriendo lo mismo que hace sesenta años. ¡Y eso teniendo en cuenta el aumento de la esperanza de vida!

Un día, desaparecerá la quimioterapia y esa parte delirante de la industria farmacéutica también… El cáncer no es alta tecnología, es fontanería. Estoy seguro de que el compendio que ofrezco en este libro es globalmente correcto. Muchos trabajos concuerdan, muchos experimentos concluyentes avalan mis tesis.

Hace mucho tiempo creía que podríamos curar a todos los enfermos. Me equivocaba. París bien vale una misa, como diría Enrique IV, y el cáncer bien vale una alianza. La alianza entre la medicina tradicional que progresa más de lo que cree y los excluidos del sistema que han recorrido otros caminos. El futuro está en la combinación eficaz de lo mejor de ambos mundos.

Anexo

El tratamiento metabólico en la práctica

El tratamiento metabólico parece mejorar la eficacia del tratamiento convencional. Debe estar *asociado a un tratamiento clásico,* ya sea una terapia dirigida, una radioterapia o incluso una quimioterapia a dosis razonables. Como todo tratamiento, puede tener efectos secundarios, habitualmente benignos *(véase* la página 103). Es decir, es importante hablar con el médico, concretamente con el oncólogo.

La célula cancerosa tiene un metabolismo anormal: está ávida de glucosa (como se ve en el PET-Scan que usa glucosa radiactiva como marcador). No puede quemar tanto azúcar porque la mitocondria funciona mal. En otras palabras, fermenta y se divide rápidamente. El objetivo del tratamiento es permitir a la mitocondria quemar los derivados del azúcar y ralentizar el crecimiento del cáncer.

Este tratamiento asocia ácido alfa-lipoico y hidroxicitrato.

- **El ácido alfa-lipoico** es un cofactor del piruvato deshidrogenasa. Esta enzima permite al piruvato (un derivado de la glucosa) ser quemado por la mitocondria.

  Existe en forma intravenosa (que se encuentra en las farmacias de Alemania, Austria y Andorra). No se encuentra en España en forma intravenosa.

Existe en forma oral (comprimidos como complemento alimenticio) en forma de ácido alfa-lipoico o en forma de sodio R-lipoato.

- **El hidroxicitrato** es una molécula extraída de una fruta exótica *(Garcinia combogia)* que tiene la propiedad de inhibir el citrato liasa, una enzima indispensable para la síntesis de las paredes celulares, de ahí su efecto anticanceroso. La encontramos en forma de complemento alimenticio (extracto estandarizado de la piel del fruto, que contiene un 60 por 100 de hidroxicitrato).

La toma de ácido alfa-lipoico debe acompañarse de hidroxicitrato porque, tomadas aisladamente, estas moléculas no son eficaces.

Posología

El tratamiento debe ser diario.

- **Ácido alfa-lipoico**: 600 mg en perfusión intravenosa lenta. Al cabo de tres semanas, pasar al ácido alfa-lipoico en forma oral.
  Las dosis de alfa-lipoico en forma oral serán de *800 mg por la mañana y 800 mg por la noche.* El sodio R-lipoato puede reemplazar al ácido alfa-lipoico. Las dosis son las mismas. Lo que pasa es que es más fácil empezar por el ácido alfa-lipoico oral.

- *Hidroxicitrato: 500 mg por la mañana, por la tarde y por la noche.* Las cápsulas de extracto de *Garcinia cambogia* contienen un 60 por 100 de hidroxicitrato (léase bien la composición para verificar la proporción), por lo tanto, es necesario tomar *800 mg de cápsulas,* tres veces al día.

Efectos secundarios

En mi experiencia no he tenido que hacer frente (afortunadamente) a efectos secundarios dramáticos. Dicho esto, el tratamiento puede tener efectos secundarios, de todos modos:

- Pérdida de peso, generalmente moderada y transitoria.
- Me encontré con un caso de hepatitis, con el hidroxicitrato, que no fue de gravedad.
- En caso de lesiones cerebrales, hay riesgo de crisis epiléptica.
- El tratamiento metabólico puede desencadenar un efecto discretamente euforizante.

Aunque me repita, *el tratamiento metabólico es un tratamiento de apoyo al tratamiento clásico. Debe ser discutido con el oncólogo. El tratamiento metabólico puede ayudar, pero no es una panacea universal.*

Dr. Laurent Schwartz

Léxico

Quimioterapia

Tratamiento medicamentoso que ataca principalmente a las células del cuerpo que se multiplican rápidamente. Es el caso de las células cancerosas. Pero algunas células sanas se multiplican mucho, como las de la médula ósea, que regeneran la sangre, o las células del tubo digestivo, las células que hacen crecer el pelo, las células reproductoras…

El hecho de que la quimioterapia destruya también las células sanas explica los numerosos y dramáticos efectos secundarios: modificaciones de la fórmula de la sangre (disminución de glóbulos bancos, rojos y plaquetas), problemas digestivos (náuseas, vómitos, diarrea, estreñimiento), caída del cabello, cansancio. La mayoría de los medicamentos empleados en la quimioterapia se suelen administrar por vía intravenosa. Existen numerosos medicamentos nuevos que van apareciendo en el mercado. Entre ellos, los más corrientes son: ciclofosfamida, docetaxel y paclitxel (de la familia de los taxanos), doxorubicina (familia de las antraciclinas), epirubicina (familia de las antraciclinas), 5-fluoro-uracilo (llamado 5-FU), el metrotexato, la cisplatina, etc.

Radioterapia

Tratamiento que utiliza radiación de muy alta energía (100 veces más potente que la utilizada en la radiología corriente) al nivel de la zona donde se localice el tumor. Los rayos atraviesan la piel y destruyen las células cancerosas, bloqueando su capacidad para multiplicarse. Los efectos secundarios son numerosos y varían según la zona del cuerpo irradiada, pero las células de la piel, del tubo digestivo, de la médula, no se ven afectadas en este tratamiento. Los efectos secundarios son parecidos a la quimioterapia. Más de la mitad de los pacientes con cáncer son tratados con radioterapia.

Hormonoterapia

Tratamiento que impide la acción de hormonas susceptibles de estimular el crecimiento de las células cancerosas. Este tratamiento se emplea en casos de tumores hormonosensibles (es decir, cuando los médicos consideran que su crecimiento se ve activado por hormonas como los estrógenos o la progesterona), como es el caso del cáncer de mama o de próstata. Los medicamentos utilizados actúan en todas las células sensibles a dichas hormonas, no sólo sobre las cancerosas (antiestrógenos para el cáncer de mama y antiandrógenas para el cáncer de próstata).

Inmunoterapia

Tratamiento que intenta estimular las defensas inmunitarias del organismo contra las células cancerosas. Nuestro sistema inmunitario no reconoce al tumor como algo extraño al organismo. El objetivo de esta terapia es inducir una respuesta del sistema inmunitario frente a las células cancerosas. Los medicamentos utilizados en inmunoterapia vuelven las células cancerosas «visibles» al sistema inmunitario, que puede entonces atacarlas. Las sustancias empleadas son diversas. La inmunoterapia no específica utiliza el interferón y la interleucina 2, que son moléculas que estimulan el sistema inmunitario de manera general. Los efectos secundarios de la inmunoterapia pueden ser muy violentos, por ejemplo: síndrome pseudogripal con el interferón, fiebre, problemas digestivos y problemas arteriales con la interleucina 2.

Recientemente se utilizan anticuerpos monoclonales como el transtuzumab (Herceptin), un anticuerpo que se pega a una proteína específica, presente en la superficie de las células tumorales en el 15 por 100 de las mujeres con cáncer de mama. El objetivo del transtuzumab es bloquear el crecimiento del tumor (se trata de una *terapia dirigida, véase* más abajo).

La vacunoterapia está en vías de desarrollo en la investigación contra el cáncer y responde al principio de una estimulación del sistema inmunitario para ayudarlo a combatir el cáncer como si fuera un agente extraño a nuestro organismo.

Terapia dirigida

Esta terapia utiliza moléculas que actúan de forma específica sobre las células cancerosas, lo que permite limitar los problemas de toxicidad causados por la quimioterapia y la radioterapia. Algunos medicamentos se dirigen a la maquinaria celular, por ejemplo, bloqueando los factores de crecimiento. Otros, fomentan «hambre» en el tumor, oponiéndose a la formación de nuevos vasos sanguíneos (que nutran a sus células) y que se forman en la periferia del tumor: son los medicamentos antiangiogénicos (que impiden la formación de vasos) el bevacizumab (Avastin) o el sunitinib (Sutent).

Bibliografía

Temas generales

BOORSTIN, D.: *Les Découvreurs*. Robert Laffont, 1990.
DE LESTRADE, T.: *Le jeûne, une nouvelle thérapie?* La Découverte, 2015.
DE ROSNAY, J.: *Le Macroscope: vers une vision globale*. Points, 2014.
KOESTLER, A.: *Les Somnambules*. Les Belles Lettres, 2010.

Generalidades sobre el cáncer

ALEXANDRE, J.: *Cancérologie Hématologie*. Elsevier Masson, 2011.
DEVITA, V. T., Rosenberg, S. A.: «Two hundred years of cancer research». *New England Journal of Medicine*, 2012; 366(23): 2207-2214.
MUKHERJEE, S.: *El emperador de todos los males: una biografía del cáncer*. Debate, 2014.
SCHWARTZ, L.: *Métastases: vérités sur le cancer*. Hachette Littérature, 2001.
SERVAN-SCHREIBER, D.: *Anticancer: Les gestes quotidiens pour la santé du corps et de l'esprit*. Pocket, 2011.

Epidemiología del cáncer

BAILAR, J. C., GORNIK, H. L.: «Cancer undefeated». *New England Journal of Medicine,* 1997; 336(22), 1569-1574.

PETO, J.: «Cancer epidemiology in the last century and the next decade». *Nature,* 2001; 411(6835): 390-395.

SCHWARTZ, L.: «Le Cancer résiste à la science». *La Recherche,* 1996; 284: 54-60.

SUMMA, M. G., VAUTRAIN, F., *et al.:* «Multiple time series: new approaches and new tools in data mining applications to cancer epidemiology». *Revue Modulad,* 2006; 34: 37-46.

Aspecto fractal de los cánceres

CALDWELL, C. B., STAPLETON, S. J., *et al.:* «Characterization of mammographic parenchymal pattern by fractal dimension». *Physics in Medicine and Biology,* 1990; 35(2): 235.

FLEURY, V., SCHWARTZ, L.: «Numerical investigation of the effect of loss of cellular polarity on cancer invasiveness and geometry». *Fractals,* 2003; 11(04): 397-414.

FLEURY, V., WATANABE, T., *et al.:* «Physical mechanisms of branching morphogenesis in *animals*». *Branching morphogenesis* (pp. 202-234). Springer, 2005.

NAM, S. H., CHOI, J. Y.: «A method of image enhancement and fractal dimension for detection of microcalcifications in mammogram». *Engineering in Medicine and Biology Society.* Proceedings of the 20th Annual International Conference of the IEEE 1998; vol. 2: pp. 1009-1012.

SCHWARTZ, L., BALOSSO, J., *et al.:* «Cancer: the role of extracellular disease». *Medical Hypotheses,* 2002; 58(4): 340-346.

Fuerzas físicas en biología

ABOLHASSANI, M., WERTZ, X., *et al.:* «Hyperosmolarity causes inflammation through the methylation of protein phosphatase 2A». *Inflammation Research,* 2008; 57(9): 419-429.

D'ARCY THOMPSON, W.: *Forme et croissance.* [trad. por Teyssié D.] Seuil, 2009.

DORNELAS, M. C., DORNELAS, O.: «From leaf to flower: revisiting Goethe's concepts on the metamorphosis of plants». *Brazilian Journal of Plant Physiology,* 2005; 17(4): 335-344.

KU, D. N., GIDDENS, D. P., *et al.:* «Pulsatile flow and atherosclerosis in the human carotid bifurcation. Positive correlation between plaque location and low oscillating shear stress». *Arteriosclerosis, Thrombosis, and Vascular Biology,* 1985; 5(3): 293-302.

NOGUEIRA, M. L., DA VEIGA, J., *et al.:* «Mechanical stress as the common denominator between chronic inflammation, cancer, and Alzheimer's disease». *Frontiers in Oncology,* 2015; 5.

OLESSEN, S. P., CLAPHAMT, D., DAVIES, P.: «Haemodynamic shear stress activates a K+ current in vascular endothelial cells». *Nature,* 1988; 331(6152): 168-170.

SCHWARTZ, L., ABOLHASSANI, M., *et al.:* «Hyperosmotic stress contributes to mouse colonic inflammation through the methylation of protein phosphatase 2A». *American Journal of Physiology-Gastrointestinal and Liver Physiology,* 2008; 295(5): G934-G941.

SCHWARTZ, L., COLDWELL, D.: «Is liver disease caused by increased pressure? Interstitial pressure as a causative mechanism in carcinogenesis and in the differential blood supply in liver tumors from the hepatic artery». *Journal of Liver,* 2014; 3:156.

SCHWARTZ, L., GUAIS, A., *et al.:* «Carbon dioxide is largely responsible for the acute inflammatory effects of tobacco smoke». *Inhalation Toxicology,* 2010; 22(7): 543-551.

—: «Is inflammation a consequence of extracellular hyperosmolarity?». *Journal of inflammation;* 2009; 6(1): 1.

TOPPER, J. N., GIMBRONE, M. A.: «Blood flow and vascular gene expression: fluid shear stress as a modulator of endothelial phenotype». *Molecular Medicine Today,* 1999; 5(1): 40-46.

PH intracelular

GERWECK, L. E., SEETHARAMAN, K.: «Cellular pH gradient in tumor versus normal tissue: potential exploitation for the treatment of cancer». *Cancer Research,* 1996; 56(6): 1194-1198.

HARGUINDEY, S., ARRANZ, J. L., *et al.:* «Proton transport inhibitors as potentially selective anticancer drugs». *Anticancer Research,* 2009; 29(6): 2127-2136.

HARGUINDEY, S., HENDERSON, E. E., NAHER, C.: «Effects of systemic acidification of mice with sarcoma 180». *Cancer Research,* 1979; 39(11): 4364-4371.

HARGUINDEY, S., ORIVE, G., *et al.:* «The role of pH dynamics and the Na+/ H+ antiporter in the etiopathogenesis and treatment of cancer. Two faces of the same coin – one single nature». *Biochimica et Biophysica Acta* (BBA)-*Reviews on Cancer,* 2005; 1756(1): 1-24.

HARGUINDEY, S., PEDRAZ, J. L., *et al.:* «Hydrogen ion-dependent oncogenesis and parallel new avenues to cancer prevention and treatment using a H+- mediated unifying approach: pH-related and pH-unrelated mechanisms». *Critical Reviews™ in Oncogenesis,* 1995; 6(1): 1-33.

HARGUINDEY, S., RESHKIN, S. J., *et al.:* «Growth and trophic factors, pH and the Na+/H+ exchanger in Alzheimer's disease, other neurodegenerative diseases and cancer: new therapeutic possibilities and potential dangers». *Current Alzheimer Research,* 2007; 4(1), 53-65.

HUBER, V., DE MILITO, A., *et al.:* «Proton dynamics in cancer». *Journal of Translational Medicine,* 2010; 8(1): 1.

MOOLENAAR, W. H.: «Effects of growth factors on intracellular pH regulation». *Annual Review of Physiology,* 1986; 48(1): 363-376.

THOMAS, J. A., BUCHBAUM, R. N., ZIMMIAK, A., RACKER, E.: «Intracellular pH measurements in Ehrlich ascites tumor cells utilizing spectroscopic probes generated in situ». *Biochemistry,* 1979; 18(11): 2210-2218.

Efecto Warburg y metabolismo

CAIRNS, R. A., HARRIS, I. S., MAK, T. W.: «Regulation of cancer cell metabolism». *Nature Reviews Cancer,* 2011; 11(2): 85-95.

CHRISTOFFERSON, T.: *Tripping over the truth: the return of the metabolic theory of cancer illuminates a new and hopeful path to a cure.* CreateSpace Independent Publishing Platform, 2014.

DANG, C. V.: «Links between metabolism and cancer». *Genes & Development,* 2012; 26(9): 877-890.

GATENBY, R. A, GILLIES, R. J.: «Why do cancers have high aerobic glycolysis?». *Nature Reviews Cancer,* 2004; 4(11): 891-899.

HSU, P. P., SABATINI, D. M.: «Cancer cell metabolism: Warburg and beyond». *Cell,* 2008; 134(5): 703-707.

ISRAËL, M., SCHWARTZ, L.: *Cancer: a Dysmethylation syndrome.* John Libbey Eurotext, 2005.

JONES, N. P., SCHULZE, A.: «Targeting cancer metabolism – aiming at a tumour's sweet-spot». *Drug Discovery Today,* 2012; 17(5): 232-241.

KAELIN, W. J. JR., THOMPSON, C. B.: «Q&A: Cancer: clues from cell metabolism». *Nature,* 2010; 465(7298): 562-564.

MAZUREK, S., SHOSHAN, M.: *Tumor cell metabolism.* Springer, 2015.

NELSON, D. L., COX, M. M.: *Lehninger principles of biochemistry.* 6ª edición. Palgrave Macmillan, 2013.

SCHWARTZ, L.: *Cancer: between glycolysis and physical constraint.* Springer Science & Business Media, 2012.

VANDER HEIDEN, M. G.: «Targeting cancer metabolism: a therapeutic window opens». *Nature Reviews Drug Discovery,* 2011; 10(9): 671-684.

WARBURG, O.: http://www.mediatheque.lindau-nobel.org/meetings/1966.

Asociación ácido lipoico + hicroxicitrato

ABOLHASSANI, M., GUAIS, A., *et al.*: «Screening of well-established drugs targeting cancer metabolism: reproducibility of the efficacy of a highly effective drug combination in mice». *Investigational New Drugs,* 2012; 30(4): 1331-1342.

BERKSON, B. M., RUBIN, D. M., BERKSON, A. J.: «Reversal of signs and symptoms of a B-cell lymphoma in a patient using only low-dose naltrexone». *Integrative Cancer Therapies,* 2007; 6(3): 293-296.

—: «The long-term survival of a patient with pancreatic cancer with metastases to the liver after treatment with the intravenous alpha-lipoic acid/low-dose naltrexone protocol». *Integrative cancer therapies,* 2006; 5(1): 83-89.

GUAIS, A., BARONZIO, G., *et al.*: «Adding a combination of hydroxycitrate and lipoic acid (METABLOC™) to chemotherapy improves effectiveness against tumor development: experimental results and case report». *Investigational New Drugs,* 2012; 30(1): 200-211.

MICHELAKIS, E. D., SUTENDRA, G., *et al.*: «Metabolic modulation of glioblastoma with dichloroacetate». *Science Translational Medicine,* 2010; 2(31): 31-34.

MICHELAKIS, E. D, WEBSTER, L., MACKEY, J. R.: «Dichloroacetate (DCA) as a potential metabolic-targeting therapy for cancer». *British Journal of Cancer,* 2008; 99(7): 989-994.

SCHWARTZ, L., ABOLHASSANI, M., *et al.*: «A combination of alpha lipoic acid and calcium hydroxycitrate is efficient against mouse cancer models: preliminary results». *Oncology Reports,* 2010; 23(5): 1407.

SCHWARTZ, L., BUHLER, L., *et al.*: «Metabolic treatment of cancer: intermediate results of a prospective case series». *Anticancer Research,* 2014; 34(2): 973-980.

SCHWARTZ, L., GABILLET, J., *et al.*: «The addition of chloroquine and metformin to Metabloc induces a rapid drop of tumor markers in advanced carcinoma». *Cancer Therapy,* 2014; 10: 20-27.

SCHWARTZ, L., GUAIS, A., *et al.*: «Tumor regression with a combination of drugs interfering with the tumor metabolism: efficacy of hydroxycitrate, lipoic acid and capsaicin». *Investigational New Drugs,* 2013; 31(2): 256-264.

Terapia dirigida

www.edimark.fr/Front/frontpost/getfiles/14557.pdf.

Régimen cetógeno

SEYFRIED, T. N.: «Cancer as a Metabolic Disease: On the Origin». *Management and Prevention of Cancer,* 2012: 15-29.

KÄMMERER, U., SCHLATTERER, C., KNOLL, G.: *Le Régime cétogène contre le cancer.* Thierry Souccar Éditions, 2014.

WALKOWITZ, M.: *Cétocuisine. 150 recettes cétogènes.* Thierry Souccar Éditions, 2015.

www.vodeo.tv/documentaire/le-jeune-une-nouvelle-therapie.

Índice